从零开始学中医系列

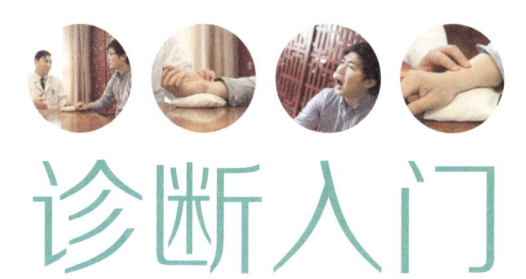

中医诊断入门

陆学超　王凤婵　胡海波 ◎主编

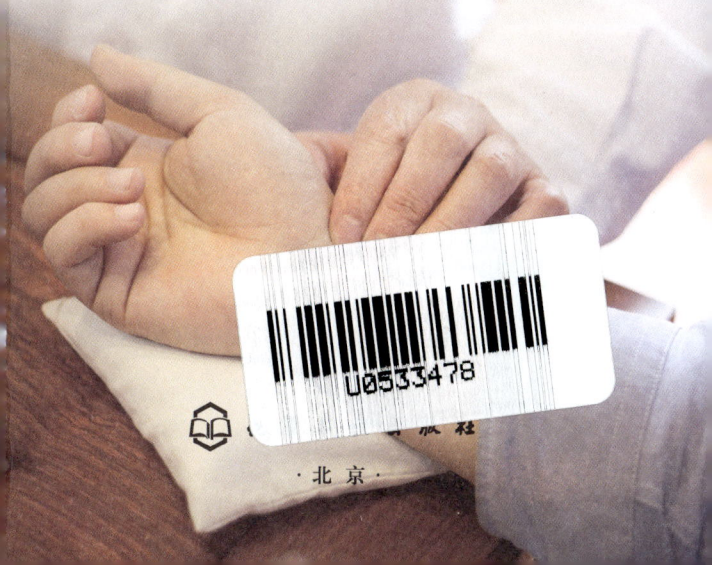

·北京·

内容简介

本书用通俗易懂的语言讲解了中医诊断的基本知识，并对中医诊断中的望闻问切、八纲辨证、病因与气血津液辨证、脏腑辨证、其他辨证、诊断与病案等都做了详细的讲解。望诊、闻诊、问诊、脉诊内容细致，结合症状分析，并做了图例说明；辨证分析中着重介绍了临床表现、证候分析，内容深入浅出，实用有效。

本书方便携带，易于速查，是中医诊断入门学习的手边必备图书，是中医爱好者、从业者的有力助手。

图书在版编目（CIP）数据

中医诊断入门/陆学超，王凤婵，胡海波主编．—北京：化学工业出版社，2025.7
（从零开始学中医系列）
ISBN 978-7-122-28794-6

Ⅰ.①中⋯ Ⅱ.①陆⋯②王⋯③胡⋯ Ⅲ.①中医诊断学 Ⅳ.①R241

中国版本图书馆CIP数据核字（2016）第321386号

责任编辑：邱飞婵　　　　　　　　装帧设计：双福 SF 文化·出品 www.shuangfu.cn
责任校对：宋　玮

出版发行：化学工业出版社（北京市东城区青年湖南街13号　邮政编码100011）
印　　装：北京瑞禾彩色印刷有限公司
880mm×1230mm　1/64　印张4　字数250千字
2025年7月北京第1版第1次印刷

购书咨询：010-64518888
售后服务：010-64518899
网　　址：http://www.cip.com.cn

凡购买本书，如有缺损质量问题，本社销售中心负责调换。

定　　价：39.80元　　　　　　　　　　　版权所有　违者必究

编写说明

随着现代社会的发展，中医中药因其独有的优势更加受到人们的青睐，满足了医患双方通过自然手段达到健康目的的新要求，适应了医学事业发展的新需要，拓展了人类对生命科学的新认识。

本套丛书是笔者和同行们多年临证读典的精华总结，是结合了长期临床、教学实践和体会撰写的中医入门书籍，其中所涉多为中医基础理论知识，内容深入浅出、简明扼要，注重实用，通俗易懂。力求读者执本套丛书，便可入中医之门，并为进一步钻研深造打下一个牢固的基础。

"天覆地载，万物悉备，莫贵于人。"希望读者通过阅读本套丛书，认识、理解中医，再到接受中医，进而爱上中医，于切身感受中，体会"医理即天地之理"的精妙。

本套丛书虽经数次勘校，依然可能存有疏漏之处，欢迎读者指正！

编者

目录

第一章　认识中医诊断学 /1
中医诊断学的发展历史 /2
中医诊断学的原理 /5
中医诊断学的原则 /6

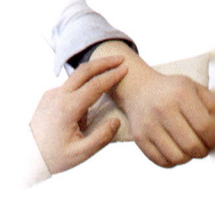

第二章　望闻问切 /9

望诊 /10
望神 /10
望色 /13
望形体 /16
望姿态 /17
望五官 /18
望躯体 /19
望四肢 /20
望皮肤 /21
望舌 /22

闻诊 /32
听声音 /32
嗅气味 /37

问诊 /38
问一般项目 /39
问主诉和病史 /39
问现在症状 /41

切诊 /59
脉象形成的原理 /59
脉诊的临床意义 /60
诊脉的部位 /60
诊脉的方法 /61
正常脉象 /63
病理脉象 /65
按诊的方法与内容 /80

第三章　八纲辨证 /83

表里辨证 /84
　表证 /84
　里证 /85
　半表半里证 /86
　表证和里证的关系 /87

寒热辨证 /89
　寒证 /89
　热证 /90
　寒证和热证的关系 /92
　寒热与表里的关系 /96

虚实辨证 /99
　虚证 /99
　实证 /100
　虚证和实证的关系 /102
　虚实与表里寒热的关系 /104

阴阳辨证 /109
　阴证 /109
　阳证 /110
　真阴不足与真阳不足 /112
　亡阴与亡阳 /113

第四章　病因与气血津液辨证 /117

病因辨证 /118
　六淫疫疠证候 /118
　七情证候 /125
　饮食、劳逸、房劳证候 /127
　外伤证候 /129

气血津液辨证 /130
　气病辨证 /130
　血病辨证 /132
　津液辨证 /136

第五章　脏腑辨证 /141

心病与小肠病辨证 /143
肺病与大肠病辨证 /150
脾病与胃病辨证 /155
肝病与胆病辨证 /161
肾病与膀胱病辨证 /171
脏腑兼病辨证 /176

第六章　其他辨证 /191

六经辨证 /192
太阳病证 /192
阳明病证 /196
少阳病证 /198
太阴病证 /199
少阴病证 /200
厥阴病证 /202
六经病证的传变 /203

卫气营血辨证 /205
卫分证 /205
气分证 /206
营分证 /207
血分证 /208
卫气营血证的传变 /209

三焦辨证 /211
上焦病证 /211
中焦病证 /212
下焦病证 /213
三焦病证的传变 /214

第七章　诊断与病案 /217

诊断 /218
证候诊断 /218
疾病诊断 /223
辨病与辨证的关系 /224

病案 /226
中医病案的沿革 /226
中医病案的内容与要求、书写的注意事项 /227

中医病案的书写格式 /230

附录

中华人民共和国国家标准——中医临床诊疗术语
第 2 部分：证候（部分内容）/232

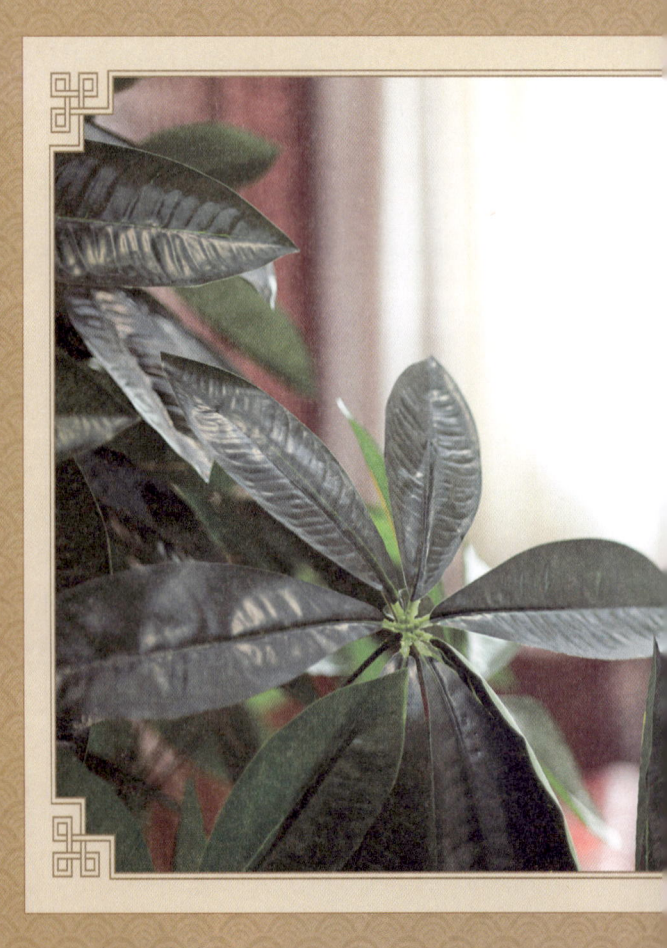

第一章
认识中医诊断学

中医诊断学的发展历史

中医诊断学是论述中医诊断疾病，辨别证候的基本理论、方法和技能的一门课程。诊断即对人体健康状态和病证所提出的概括性判断。它具有基础理论密切结合临床实践的特点，是中医学领域的重要组成部分。

中医诊断学，是历代医家临床诊病经验的积累，它的理论和方法起源很早。

春秋战国时期，著名医家扁鹊就以"切脉、望色、听声、写形"等为人诊病。

《黄帝内经》，不仅奠定了望、闻、问、切四诊的理论基础和方法，而且提出诊断疾病必须结合致病的内外因素全面考虑。《素问·疏五过论》指出："凡欲诊病者，必问饮食居处，暴乐暴苦……"

西汉名医淳于意首创"诊籍"（即病案），记录患者的姓名、居址、病状、方药、日期等，作为复诊的参考。

东汉伟大医家张仲景所著的《伤寒杂病论》，把病、脉、证、治结合起来，作出了诊病、辨证、论治的规范。东汉末年，著名医家华佗的《中藏经》也记载了丰富的诊病经验，以论脉、论症、论脏腑寒热虚实生化顺逆之法著名。

西晋王叔和的《脉经》，是我国现存最早的脉学专著，既阐明脉理，又分述寸口、三部九候、二十四脉等脉法，对后世影响很大。

隋代巢元方的《诸病源候论》是一部论述病源与证候诊断的专著，载列各种疾病的证候1739候。

唐代孙思邈认为，诊病要不为外部现象所迷惑，要透过现象看本质。

宋、金、元时期，诊断学又有新的发展。宋代朱肱的《南阳活人书》强调治伤寒切脉是辨别表里虚实的关键，陈言的《三因极一病证方论》论述了内因、外因、不内外因的三因辨证。金元之时，专攻诊断者，颇不乏人。滑伯仁的《诊家枢要》为脉诊专著。戴起宗的《脉诀刊误集解》对脉学极为有益。金元四大家对诊断学的论述各有特色，如刘河间辨证重视病机，张子和重视症状鉴别，李东垣重视外感内伤的证候异同，朱丹溪重视气血痰郁的辨证。

明清时期，对四诊和辨证的研究，取得了一系列成就，以脉诊和舌诊的发展尤为突出。明代李时珍著《濒湖脉学》，取诸家脉学精华，详述27种脉的脉体、主病和同类脉的鉴别，言简意深，便于习诵，为后世所推崇。清代李延罡的《脉诀汇辨》、贺升平的《脉要图注》等把脉学与生理、病理及证候结合起来进行研究。在舌诊方面，继元代杜清碧的《敖氏伤寒金镜录》后，明代申斗垣的《伤寒观舌心法》、清代张登的《伤寒舌鉴》、傅松元的《舌胎统志》

等对察舌辨证多有研究。清代《医宗金鉴·四诊心法要诀》以四言歌诀简要地介绍四诊理论和方法。

明清时期对辨证的研究更为深入，尤以伤寒、温病的诊断与辨证最为突出。明代张景岳《景岳全书·传忠录》，特别是清代程钟龄《医学心悟》，都把阴阳、表里、寒热、虚实作为辨证的大法。明清重《伤寒论》，致力于六经辨证研究的百余家，各有精辟见解。如明初王安道的《医经溯洄集》、清代柯韵伯的《伤寒来苏集》等。明清创温病辨证，叶天士《温热论》中的卫气营血辨证，吴鞠通《温病条辨》中的三焦辨证，分别开创了对温热病病变表现特征与传变规律的研究。

近代诊断学的发展较慢。1917年，曹炳章著《彩图辨舌指南》，把辨舌诊断与治法并提，内容翔实，多为经验之谈。

近些年来，人们运用现代科学技术手段进行研究，获得了新的成就。例如，运用电子仪器描记脉图研究脉学，以微型电子计算机输入常见病辨证论治系统研究辨证学等，为中医诊病、辨证开辟了新途径。

中医诊断学的原理

望、闻、问、切四诊,是认证识病的主要方法。

人体疾病的病理变化,大都蕴藏于内,仅望其外部的神色,听其声音,嗅其气味,切其脉候,问其所苦,而没有直接察病变所在,为什么能判断出其病的本质呢?

> 其原理就在于:
> "从外知内"。
> "司外揣内"。
> "视其外应,测知其内"。
> "有诸内者,必形诸外"。

机体外部的表征与体内的生理功能有着相应关系。通过体外的表征,可以把握人体内部的变化规律。脏腑受邪发生病理变化必然会表现在外。疾病的发生和发展,往往伴有一定的、相应的外在病形,即表现于外的症状、体征、舌象和脉象。因此,可以运用望、闻、问、切等手段,把这些表现于外的症状、体征、舌象、脉象等有关资料收集起来,然后分析其脏腑病机及病邪的性质,以判断疾病的本质和证候类型,从而做出诊断。

中医诊断学的原则

要正确认识、诊断疾病,必须遵循三大原则。

审察内外、整体察病

整体观念是中医学的一个基本特点。人是一个有机的整体,内在脏腑与外在体表、四肢、五官是统一的;而整个机体与外界环境也是统一的,人体一旦发生病变,局部可以影响全身,全身病变也可反映于某一局部;外部有病可以内传入里,内脏有病也可以反映于外;精神刺激可以影响脏腑功能活动,脏腑有病也可以造成精神活动异常。同时,疾病的发展也与气候及外在环境密切相关。所以说,审察内外、整体察病是中医诊断学的一个基本原则。

辨证求因、审因论治

辨证求因,就是在审察内外、整体察病的基础上,根据患者一系列的具体表现,加以分析综合,求得疾病的本质和症结所在,从而审因论治。所谓辨证求因的"因",除了六淫、七情、饮食劳倦等通常的致病原因外,还包括疾病过程中产生的某些症结,即问题的关键,作为辨证论治的主要依据。而通过仔细辨证,可对疾病有一个确切的认识,这样诊断就更为正确,在治疗上就能达到审因论治。

四诊合参、从病辨证

要对患者做全面详细的检查和了解，必须四诊合参。四诊并用，并不等于面面俱到。由于接触患者的时间有限，只有抓住主要矛盾，有目的、系统地重点收集临床资料，才不致浪费时间。四诊并重，是因为四诊是从不同角度来检查病情和收集临床资料的，各有其独特的意义，不能相互取代。如果四诊不全，就得不到全面详细的病情资料，辨证就欠准确，甚至发生错误。

从病辨证，是通过四诊合参，在确诊疾病的基础上进行辨证，包括病名诊断和证候辨别两个方面。例如，感冒是一病名诊断，它又有风寒、风热、暑湿等证候的不同，只有辨清病名和证候，才能进行恰当的治疗。

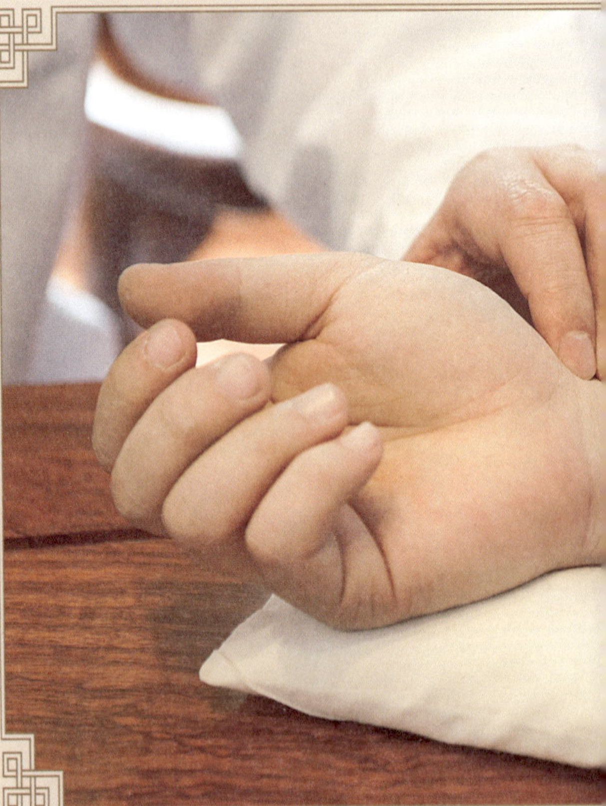

第二章 望闻问切

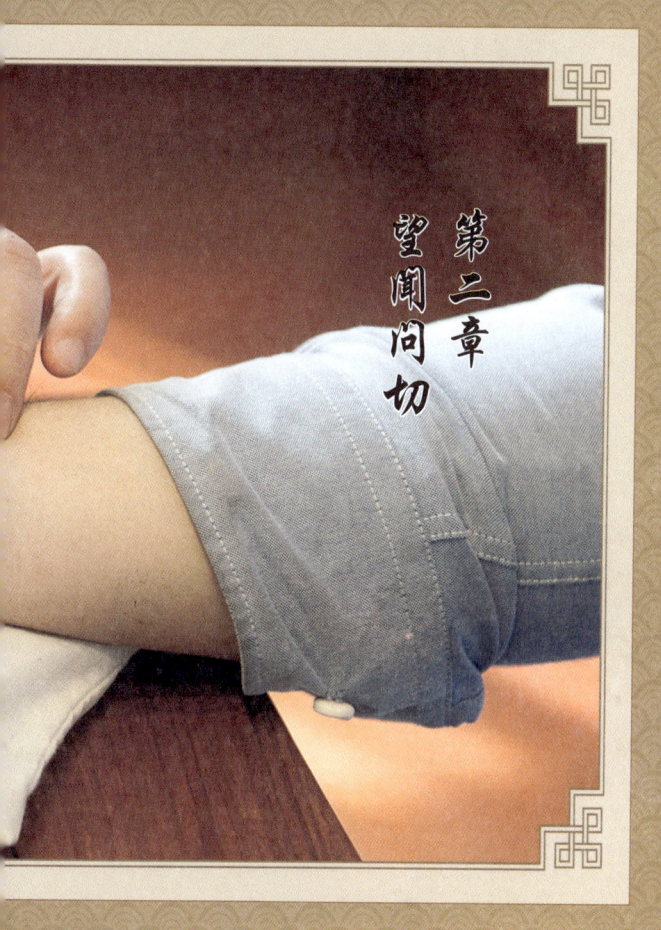

[望诊]

医者运用视觉,对人体全身和局部的一切可见征象以及排出物等进行有目的的观察,以了解健康或疾病状态,称为望诊。

望 神

望神就是观察人体生命活动的外在表现,即观察人的精神状态和机能状态。

神是生命活动的总称,其概念有广义和狭义之分:广义的神,是指整个人体生命活动的外在表现,可以说神就是生命;狭义的神,是指人的精神活动,可以说神就是精神。望神应包括这两方面的内容。

〔得神〕

得神又称有神,是精充、气足、神旺的表现;在病中,则虽病而正气未伤,是病轻的表现,预后良好。

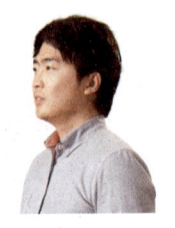

表现

神志清楚,语言清晰;面色荣润含蓄,表情丰富自然;目光明亮,精彩内含;反应灵敏,动作灵活;肌肉不削,体态自如;呼吸平稳。

【失神】

失神又称无神,是精损、气亏、神衰的表现。病至此,已属重笃,预后不良。

表现

精神萎靡,言语不清,或神昏谵语;循衣摸床,撮空理线,或猝倒而目闭口开;面色晦暗,表情淡漠或呆板;目暗睛迷,眼神呆滞;反应迟钝,动作失灵,强迫体位;呼吸气微或喘;周身大肉已脱。

【少神】

少神又称神气不足,是轻度失神的表现,与失神只是程度上的区别。它介于有神和无神之间,常见于虚证患者,所以更为多见。

表现

精神不振,健忘困倦,声低懒言,怠惰乏力,动作迟缓等。

【假神】

假神是垂危患者出现的精神暂时"好转"的假象,是临危的预兆,并非佳兆。

表现

久病重病之人,本已失神,但突然精神转佳,目光转亮,言语不休,想见亲人;或病至语声低微断续,忽而响亮起来;或原来面色晦暗,突然颧赤如妆;或本来毫无食欲,忽然食欲增强。

假神与病情好转的区别

> 假神的出现比较突然,其"好转"与整个病情不相符,只是局部的和暂时的。由无神转为有神,是整个病情的好转,有一个逐渐变化的过程。假神之所以出现,是由于精气衰竭已极,阴不敛阳,阳虚无所依附而外越,以致暴露出一时"好转"的假象。这是阴阳即将离绝的危候,古人比做"残灯复明""回光返照"。

【神志异常】

神志异常,又称神乱,指神志错乱失常,包括烦躁不安,神昏谵妄,以及癫病、狂病、痫病等精神失常的表现。

表现

> 烦躁不安,神昏谵妄,多由邪热客于心包,或入于肾。
>
> 癫病表现为淡漠寡言,闷闷不乐,精神痴呆,喃喃自语,哭笑无常。
>
> 狂病多表现为疯狂怒骂,打人毁物,不避亲疏,或登高而歌,弃衣而走,或自高贤,自辨智,自尊贵,少卧不饥,妄行不休。
>
> 痫病多表现为突然昏倒,口吐涎沫,四肢抽搐,醒后如常。

望 色

望色是医者观察患者皮肤颜色与光泽的一种望诊方法。颜色就是色调变化,光泽则是明度变化。

古人把皮肤颜色分为五种,即青、赤、黄、白、黑,称为五色诊。

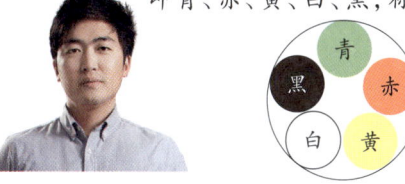

五色诊的部位既有面部,又包括全身,所以有面部五色诊和全身五色诊,但由于五色的变化,在面部表现最明显,因此,常以望面色来阐述五色诊的内容。望面色要注意识别常色与病色。

【常色】

常色是人在正常生理状态时的面部色泽。常色又有主色、客色之分。

主色

所谓主色,是指人终生不改变的基本肤色、面色。由于种族、禀赋、体质不同,每个人的肤色不完全一致。我国人属于黄色人种，一般肤色都呈微黄，所以古人以微黄为正色。在此基础上，有些人可有略白、较黑、稍红等差异。

客色

人与自然环境相应，由于生活条件的变动，人的面色、肤色也相应变化，叫做客色。例如，随四时、昼夜、阴晴等天时的变化，面色亦相应改变。再如，由于年龄、饮食、起居、寒暖、情绪等变化，也可引起面色变化，也属于客色。

主色、客色的共同特征是：明亮润泽、隐然含蓄。

【病色】

病色是指人体在疾病状态时的面部颜色与光泽，可以认为除上述常色之外，其他一切反常的颜色都属病色。病色有青、赤、黄、白、黑五种。

青色

主病：主寒证、气滞、血瘀、疼痛、惊风。

证型、临床表现

证型	临床表现
寒盛、痛剧	➡ 面色淡青或青黑
心阳暴脱、心血瘀阻	➡ 突见面色青灰，口唇青紫，肢凉脉微

心气、心阳虚衰,血行瘀阻,或肺气闭塞、呼吸不利	➡	久病面色与口唇青紫
肝郁脾虚	➡	面色青黄(即面色青黄相兼,又称苍黄)
惊风	➡	小儿面部青紫,尤以鼻柱、两眉间及口唇四周为甚

赤色

主病:主热证,亦可见于戴阳证。

证型、临床表现

实热证	➡	满面通红
虚热证	➡	午后两颧潮红
戴阳证	➡	久病重病者面色苍白,却时而泛红如妆、游移不定

黄色

主病:主脾虚、湿证。

证型、临床表现

脾胃气虚、气血不足	➡	面色萎黄
脾虚湿蕴	➡	面黄虚浮
黄疸	➡	面黄鲜明如橘皮色,属阳黄,湿热为患 面黄暗如烟熏色者,属阴黄,寒湿为患

白色

主病：主虚证（包括血虚、气虚、阳虚）、寒证、失血证。

证型、临床表现

证型	临床表现
气虚血少、阳衰寒盛	面色发白
血虚证、失血证	面色淡白无华，唇舌色淡
阳虚证	面色㿠白
阳虚水泛	面色㿠白虚浮
亡阳、气血暴脱或阴寒内盛	面色苍白

黑色

主病：主肾虚、寒证、水饮、血瘀、剧痛。

证型、临床表现

证型	临床表现
肾阳虚	面黑暗淡或黧黑
肾阴虚	面黑干焦
肾虚水饮、寒湿带下	眼眶周围发黑
血瘀日久	面色黧黑，肌肤甲错

望形体

望形体就是指望人体的宏观外貌，包括身体的强弱胖瘦、体型特征、躯干四肢、皮肉筋骨等。人的形体组织内合五脏，故望形体可以测知内脏精气的盛衰。内盛则外强，内衰则外弱。

【形体胖瘦】

肥而食少为形盛气虚,多肤白无华、少气乏力、精神不振。这类患者还常因阳虚水湿不化而聚湿生痰,故有"肥人多痰湿"之说。

瘦而食少为脾胃虚弱,多形体消瘦,皮肤干燥不荣,并常伴有两颧发红、潮热盗汗、五心烦热等症者,多属阴血不足,内有虚火之证,故又有"瘦人多虚火"之说。

望姿态

正常的姿态是舒适自然,运动自如,反应灵敏,行、住、坐、卧各随所愿。

望姿态,主要是观察患者的动静姿态、异常动作及与疾病有关的体位变化。如患者睑、面、唇、指(趾)不时颤动,在外感病中,多是发痉的预兆;在内伤杂病中,多是血虚阴亏,筋脉失养。

望五官

望五官是对目、鼻、耳、口唇、齿龈、咽喉等的望诊。诊察五官的异常变化，可以了解脏腑病变。

【望目】

望目主要望目的神、色、形、态。

【望鼻】

望鼻主要是审察鼻之色泽、形态及其分泌物等变化。

【望耳】

望耳应注意耳的色泽、形态及耳内的情况。

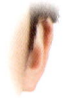

【望口唇】

望口唇要注意观察口唇的色泽和动态变化。

【望齿龈】

望齿龈应注意齿龈色泽、形态和润燥的变化。

【望咽喉】

望咽喉主要观察咽喉的红肿疼痛、溃烂和伪膜等情况。

望躯体

躯体部的望诊包括颈项部、胸部、腹部、腰部、背部及前后二阴的诊察。

【望颈项部】

颈项是连接头部和躯干的部分,其前部称为颈,后部称为项。颈项部的望诊,应注意外形和动态变化。

【望胸部】

膈膜以上、锁骨以下的躯干部是胸部。望胸部要注意外形变化。

【望腹部】

膈膜以下、骨盆以上的躯干部是腹部。腹部望诊主要诊察腹部形态变化。

【望背部】

由项至腰部的躯干后部称为背部。望背部主要观察其形态变化。

【望腰部】

季肋以下、髂嵴以上的躯干后部为腰部。望腰部主要观察其形态变化。

【望前阴】

前阴又称"下阴",是男女外生殖器及尿道的总称。前阴有生殖和排尿的作用。

【望后阴】

后阴即肛门,又称"魄门",有排大便的作用。后阴望诊要注意脱肛、痔瘘和肛裂等。

望四肢

四肢是两下肢和两上肢的总称。望四肢主要是诊察手足、掌腕、指趾等部位的形态、色泽变化。

【望手足】

手足拘急,屈伸不利者,多因寒凝筋脉。

【望掌腕】

掌心皮肤燥裂、疼痛,迭起脱屑,称鹅掌风。

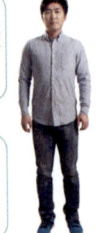

【望指趾】

手指挛急,不能伸直者,是"鸡爪风"。指趾关节肿大变形,屈伸不便,多系风湿久凝、肝肾亏虚所致。足趾皮肤紫黑,溃流败水,肉色不鲜,味臭痛剧,为脱疽。

望皮肤

望皮肤要注意皮肤的色泽及形态改变。

【色泽】

皮肤忽然变红，如染脂涂丹，名曰"丹毒"。可发于全身任何部位，初起鲜红如云片，往往游走不定，甚者遍身。发于头面者称"抱头火丹"，发于躯干者称"丹毒"，发于胫踝者称"流火"。

皮肤、面目、爪甲皆黄，是黄疸，分阳黄、阴黄两大类。阳黄，黄色鲜明如橘皮色，多因脾胃或肝胆湿热所致。阴黄，黄色晦暗如烟熏，多因脾胃为寒湿所困。

【形态】

皮肤虚浮肿胀，按有压痕，多属水湿泛滥；皮肤干瘪枯燥，多为津液耗伤或精血亏损；皮肤干燥粗糙，状如鳞甲称肌肤甲错，多因瘀血阻滞，肌失所养而致。

皮肤起疱，形似豆粒，称为痘疮。常伴有外感证候，包括天花、水痘等。

斑和疹都是皮肤上的病变，是疾病过程中的一个症状。斑色红，点大成片，平摊于皮肤下，摸不应手。由于病机不同，而有阳斑与阴斑之别。疹形如粟粒，色红而高起，摸之碍手，由于病因不同可分为麻疹、风疹、瘾疹等。

> 白痦与水疱都是高出皮肤的病疹，疱内为水液，白痦是细小的丘疱疹，而水疱则泛指大小不一的一类疱疹。
>
> 痈、疽、疔、疖都为发于皮肤体表部位有形可诊的外科疮疡疾患。

望 舌

望舌是中医望诊中独特而重要的内容，也是中医诊断的重要依据之一。舌为心之苗，又为脾之外候。舌的经络直接或间接与脏腑相连，脏腑精气也上荣于舌，脏腑的病变也可以从舌表现出来。

【舌与脏腑经络的关系】

以脏腑分属诊舌部位

心、肺居上，故以舌尖主心、肺；脾胃居中，故以舌中部主脾胃；肾位于下，故以舌根部来主肾；肝胆居躯体之侧，故以舌边主肝胆，左边属肝，右边属胆。这种说法，一般用于内伤杂病。

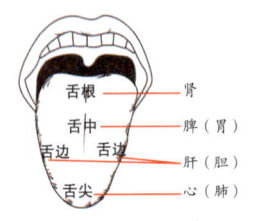

舌根——肾
舌中——脾（胃）
舌边 舌边——肝（胆）
舌尖——心（肺）

以三焦分属诊舌部位

以三焦位置来分属诊舌部位，舌尖主上焦，舌中部主中焦，舌根部主下焦。这种分法多用于外感病变。

以胃脘分属诊舌部位

以舌尖部主上脘，舌中部主中脘，舌根部主下脘。这种分法，常用于胃肠病变。

临床诊断上，可结合舌质、舌苔的诊察加以验证，但必四诊合参，综合判断，不可过于机械拘泥。

望舌的内容

望舌内容可分为望舌质和望舌苔。舌质又称舌体，是舌的肌肉和脉络等组织。望舌质又分为望舌神、舌色、舌形、舌态四方面。舌苔是舌体上附着的一层苔状物，望舌苔可分望苔色和苔质两方面。

正常舌象，简称"淡红舌、薄白苔"。

· 舌体柔软，运动灵活，颜色淡红而红活鲜明。

· 胖瘦、老嫩、大小适中，无异常形态。

· 舌苔薄白润泽，颗粒均匀，薄薄地铺于舌面，揩之不去，其下有根与舌质如同一体，干湿适中，不黏不腻等。

　　总之，将舌质、舌苔各基本因素的正常表现综合起来，便是正常舌象。

望舌质

舌神

　　舌神主要表现在舌质的荣枯和灵动方面。

　　察舌神之法，关键在于辨荣枯。舌神之有无，反映了脏腑、气血、津液之盛衰，关系到疾病预后的吉凶。

舌色

　　舌色，即舌质的颜色。一般可分为淡红、淡白、红、绛、紫几种。

淡红舌	舌色白里透红，不深不浅，淡红适中，此乃气血上荣之表现，故为正常舌色。
淡白舌	舌色较淡红舌浅淡，甚至全无血色，称为淡白舌。由于阳虚生化阴血的功能减退，推动血液运行之力亦减弱，以致血液不能营运于舌中，故舌色浅淡而白。所以此舌主虚寒或气血双亏。
红舌	舌色鲜红，较淡红舌为深，称为红舌。因热盛致气血沸涌、舌体脉络充盈，则舌色鲜红，故主热证。可见于实热证或虚热证。

绛舌	绛为深红色，较红舌颜色更深浓之舌，称为绛舌。主病有外感与内伤之分。在外感病，为热入营血。在内伤杂病，为阴虚火旺。
紫舌	紫舌总由血液运行不畅瘀滞所致。故紫舌主病，不外寒热之分。热盛伤津，气血壅滞，多表现为绛紫而干枯少津。寒凝血瘀或阳虚生寒，舌淡紫或青紫湿润。

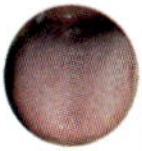

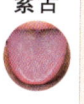

舌形

舌形是指舌质的形状，包括老嫩、胖瘦、芒刺、裂纹、齿痕等异常变化。

苍老舌	舌质纹理粗糙，形色坚敛，谓苍老舌。不论舌色、苔色如何，舌质苍老者都属实证。
娇嫩舌	舌质纹理细腻，其色娇嫩，其形多浮胖，称为娇嫩舌，多主虚证。
胖大舌（齿痕舌）	分胖大舌和肿胀舌。舌体较正常舌大，甚至伸舌满口，或有齿痕，称胖大舌。舌体肿大，胀塞满口，不能缩回闭口，称肿胀舌。胖大舌多因水饮痰湿阻滞所致。肿胀舌多因热毒、酒毒致气血上壅，致舌体肿胀，多主热证或中毒病证。
瘦薄舌	舌体瘦小枯薄者，称为瘦薄舌。总由气血阴液不足，不能充盈舌体所致。主气血两虚或阴虚火旺。
芒刺舌	舌面上有软刺（即舌乳头），是正常状态，若舌面软刺增大，高起如刺，摸之刺手，称为芒

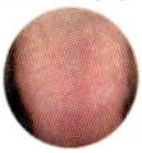

刺舌。多因邪热亢盛所致。芒刺越多,邪热愈甚。根据芒刺出现的部位,可分辨热在何脏,如舌尖有芒刺,多为心火亢盛;舌边有芒刺,多属肝胆火盛;舌中有芒刺,主胃肠热盛。

裂纹舌 舌面上有裂沟,而裂沟中无舌苔覆盖者,称裂纹舌。多因精血亏损,津液耗伤,舌体失养所致。故多主精血亏损。此外,健康人中大约有0.5%的人在舌面上有纵横向深沟,称先天性舌裂,其裂纹中多有舌苔覆盖,身体无其他不适,与裂纹舌不同。

舌态

舌态指舌体运动时的状态。正常舌态是舌体活动灵敏、伸缩自如,病理舌态有强硬、痿软、舌纵、短缩、麻痹、颤动、歪斜、吐弄等。

强硬舌 舌体板硬强直,运动不灵,以致语言謇涩不清,称为强硬舌。多见于热入心包、高热伤津、痰浊内阻、中风或中风先兆等证。

痿软舌 舌体软弱、无力屈伸,痿废不灵,称为痿软舌。可见于气血俱虚、热灼津伤、阴亏已极等证。

舌纵舌 舌伸出口外,内收困难,或不能回缩,称为舌纵舌。总由舌之肌肉经筋舒纵所致。可见于实热内盛、痰火扰心及气虚证。

短缩舌 舌体紧缩而不能伸长,称为短缩舌。无论因虚因实,皆属危重症候。

麻痹舌	舌有麻木感而运动不灵的，叫麻痹舌。多因营血不能上营于舌而致。若无故舌麻，时作时止，是心血虚；若舌麻而时发颤动，或有中风症状，是肝风内动之候。
颤动舌	舌体振颤抖动，不能自主，称为颤动舌。可见于血虚生风及热极生风等证。
歪斜舌	伸舌偏斜一侧，舌体不正，称为歪斜舌。多见于中风证或中风先兆。
吐弄舌	舌常伸出口外者为"吐舌"；舌不停舐上下左右口唇，或舌微出口外，立即收回，皆称为"弄舌"。两者合称为吐弄舌，皆因心、脾两经有热，灼伤津液，以致筋脉紧缩频频动摇。弄舌常见于小儿智能发育不全。

望舌苔

正常的舌苔是由胃气上蒸所生，故胃气的盛衰，可从舌苔的变化上反映出来。病理舌苔的形成，一是胃气夹饮食积滞之浊气上升而生，二是邪气上升而形成。

望舌苔，应注意苔质和苔色两方面的变化。

苔质

苔质指舌苔的形质。包括舌苔的薄厚、润燥、腐腻、剥落、真假等变化。

薄厚苔	薄厚以"见底"和"不见底"为标准。凡透过舌苔隐约可见舌质的为见底，即为薄苔。

	由胃气所生，属正常舌苔，有病见之，多为疾病初起或病邪在表，病情较轻。 不能透过舌苔见到舌质的为不见底，即是厚苔。多为病邪入里，或胃肠积滞，病情较重。 舌苔由薄而增厚，多为正不胜邪，病邪由表传里，病情由轻转重，为病势发展的表现；舌苔由厚变薄，多为正气来复，内郁之邪得以消散外达，病情由重转轻，为病势退却的表现。
润燥苔	舌面润泽，干湿适中，是润苔，表示津液未伤。 若水液过多，扪之湿而滑利，甚至伸舌涎流欲滴，为滑苔，是有湿有寒的反映，多见于阳虚而痰饮水湿内停之证。 若望之干枯，扪之无津，为燥苔，由津液不能上承所致，多见于热盛伤津，阴液不足，阳虚水不化津，燥气伤肺等证。 舌苔由润变燥，多为燥邪伤津，或热甚耗津，表示病情加重；舌苔由燥变润，多为燥热渐退，津液渐复，说明病情好转。
腐腻苔	苔质厚而颗粒粗大疏松，形如豆腐渣堆积舌面，揩之可去，称为腐苔，因体内阳热有余，蒸腾胃中腐浊之气上泛而成，常见于痰浊、食积，且有胃肠郁热之证。 苔质颗粒细腻致密，揩之不去，刮之不脱，如涂有油腻之状，称为腻苔，多因脾失健运，湿浊内盛，阳气被阴邪所抑制而致，多见于痰饮、

	湿浊内停等证。
剥脱苔	舌本有苔，忽然全部或部分剥脱，剥处见底，称剥脱苔，若全部剥脱，不生新苔，光洁如镜，称镜面舌、光滑舌。为胃阴枯竭、胃气大伤、毫无生发之气所致，无论何色，皆属胃气将绝之危候。 若舌苔剥脱不全，剥处光滑，余处斑斑驳驳地残存舌苔，称花剥苔，是胃之气阴两伤所致。
真假苔	无论苔之薄厚，若紧贴舌面，似从舌里生出者是为有根苔，又叫真苔；若苔不着实，似浮涂舌上，刮之即去，非如舌上生出者，称为无根苔，又叫假苔。有根苔表示病邪虽盛，但胃气未衰；无根苔表示胃气已衰。

总之，观察舌苔的薄厚可知病的深浅；观察舌苔的润燥，可知津液的盈亏；观察舌苔的腐腻，可知湿浊等情况；观察舌苔的剥落和有根、无根，可知气阴的盛衰及病情的发展趋势等。

苔色

苔色，即舌苔之颜色。一般分为白苔、黄苔、灰苔、黑苔四类及兼色变化，由于苔色与病邪性质有关。所以观察苔色可以了解疾病的性质。

白苔	一般常见于表证、寒证。由于外感邪气尚未传里，舌苔往往无明显变化，仍为正常之薄白苔。若舌淡苔白而湿润，常是里寒证或寒

湿证。但在特殊情况下，白苔也主热证。如舌上满布白苔，如白粉堆积，扪之不燥，为"积粉苔"，是由外感秽浊不正之气，毒热内盛所致。常见于温疫或内痈。再如苔白燥裂如砂石，扪之粗糙，称"糙裂苔"，皆因温病化热迅速，内热暴起，津液暴伤，苔尚未转黄而里热已炽，常见于温病或误服温补之药。

| 黄苔 | 一般主里证、热证。淡黄热轻，深黄热重，焦黄热结。外感病，苔由白转黄，为表邪入里化热的征象。若苔薄淡黄，为外感风热表证或风寒化热。 |

| 灰苔 | 灰苔即浅黑色苔，常由白苔晦暗转化而来，也可与黄苔同时并见。主里证，常见于里热证，也见于寒湿证。苔灰而干，多属热炽伤津，可见外感热病，或阴虚火旺，常见于内伤杂病。苔灰而润，见于痰饮内停，或为寒湿内阻。 |

| 黑苔 | 黑苔多由焦黄苔或灰苔发展而来，一般来讲，所主病证无论寒热，多属危重。 |

【望舌的方法与注意事项】

伸舌姿势

望舌时要求患者把舌伸出口外，充分暴露

舌体。口要尽量张开，舌体要自然放松，毫不用力，舌面应平展舒张，舌尖自然垂向下唇。

顺序

望舌应循一定顺序进行，一般先看舌质，后看舌苔，按舌尖、舌边、舌中、舌根的顺序进行。

光线的影响

望舌应以充足而柔和的自然光线为好，面向光亮处，使光线直射口内，要避开有色门窗和周围反光较强的有色物体，以免舌苔颜色产生假象。

饮食或药物的影响

饮食或药物对舌象影响也很大，常使舌苔形、色发生变化。

由于咀嚼食物反复摩擦，可使厚苔转薄；刚刚饮水，则使舌面湿润；过冷、过热的饮食以及辛辣等刺激性食物，常使舌色改变。此外，某些食物或药物会使舌苔染色，出现假象，称为"染苔"。这些都是因外界干扰导致的一时性虚假舌质或舌苔，与患者就诊时的病变并无直接联系，不能反映病变的本质。因此，临床遇到舌的苔质与病情不符，或舌苔突然发生变化时，应注意询问患者近期尤其是就诊前一段时间内的饮食、服药等情况。

[闻 诊]

闻诊包括听声音和嗅气味两方面的内容,是医者通过听觉和嗅觉了解由病体发出的各种异常声音和气味,以诊察病情。闻诊也是一种不可缺少的诊察方法,是医者获得客观体征的一个重要途径。

听声音

【正常声音】

健康的声音,虽有个体差异,但发声自然、音调和畅、刚柔相济,此为正常声音的共同特点。

由于性别、年龄、身体等形质禀赋之不同,正常人的声音亦各不相同,男性多声低而浊,女性多声高而清,儿童声音尖利清脆,老人则声音浑厚低沉。

声音与情志的变化也有关系。如怒时发声忿厉而急,悲哀时则发声悲惨而断续等。这些因一时感情触动而发的声音,也属于正常范围,与疾病无关。

【病变声音】

发声异常

| 喑哑与失音 | 语声低而清楚称喑哑,发音不出称失音。新病多属实证,因外感风寒或风热袭肺,或因痰浊 |

壅肺，肺失清肃所致。久病多属虚证，因精气内伤，肺肾阴虚，虚火灼金所致。

| 呻吟、惊呼 | 呻吟是因痛苦而发出的声音。小儿阵发惊呼，声尖惊恐，多是肝风内动，扰乱心神之惊风证。 |

语言异常

"言为心声"，故语言异常多属心的病变。一般来说，沉默寡言者多属虚证、寒证；烦躁多言者，多属实证、热证。语声低微，时断时续者，多属虚证；语声高亢有力者，多属实证。

| 狂言与癫语 | 狂言与癫语是患者神志错乱、意识思维障碍所出现的语无伦次。
狂言表现为骂詈歌笑无常、胡言乱语、喧扰妄动、烦躁不安等，主要见于狂证，俗称"武痴""发疯"。患者情绪处于极度兴奋状态，属阳证、热证。癫语表现为语无伦次，自言自语或默默不语，哭笑无常，精神恍惚，不欲见人。主要见于癫证，俗称"文痴"。患者精神抑郁不振，属阴证。 |
| 独语与错语 | 独语与错语是患者在神志清醒、意识思维迟钝时出现的语言异常，以老年人或久病之人多见，为心之气血亏虚，心神失养，思维迟钝所致，多见于虚证。 |

独语表现为独自说话，喃喃不休，首尾不续，见人便止。多因心之气血不足，心神失养，或因痰浊内盛，上蒙心窍，神明被扰所致。错语表现为语言颠倒错乱，或言后自知说错，不能自主，又称为"语言颠倒""语言错乱"。多因肝郁气滞，痰浊内阻，心脾两虚所致。

谵语与郑声　谵语与郑声均是患者在神志昏迷或朦胧时出现的语言异常，为病情垂危，失神状态的表现。谵语表现为神志不清，胡言乱语，声高有力，往往伴有身热烦躁等，多属实证、热证，尤以急性外感热病多见。郑声表现为神志昏沉，语言重复，低微无力，时断时续。多因心气大伤，神无所依而致。

呼吸异常与咳嗽

　　呼吸异常与咳嗽是肺病常见的症状。呼吸异常主要表现为喘、哮、上气、短气、鼻鼾等现象。咳嗽是肺病中最常见的症状，是肺失肃降，肺气上逆的表现。

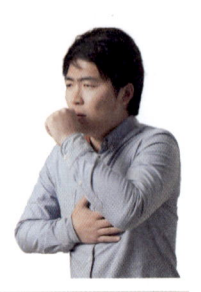

喘　又称"气喘"，是指呼吸急促困难，甚至张口抬肩，鼻翼扇动，端坐呼吸，不能平卧的现象。可见于多种急、慢性肺脏疾病。

哮	是以呼吸急促，喉中响鸣如哨为特征。多反复发作，不易痊愈。往往在季节转换、气候变化突然时复发。
上气	是以呼吸气急、呼多吸少为特点，可兼有气息短促、面目浮肿，为肺气不利，气逆于喉间所致。
短气	以呼吸短促、不相接续为特点，其症似虚喘而不抬肩，似呻吟而不无痛楚。多因肺气不足所致。
鼻鼾	鼻鼾是指气道不利时发出的异常呼吸声。正常人在熟睡时亦可见鼾声。若鼾声不绝，昏睡不醒，多见于高热神昏或中风入脏之危证。
咳嗽	咳嗽一症，首当鉴别外感、内伤。一般说来，外感咳嗽，起病较急，病程较短，必兼表证，多属实证；内伤咳嗽，起病缓慢，病程较长或反复发作，以虚证居多。咳嗽之辨证，要注意咳声的特点，如咳声紧闷多属寒湿，咳声清脆多属燥热等。

呕吐、嗳气与呃逆

呕吐、嗳气与呃逆均属胃气上逆所致，因病邪影响的部位不同，而见呕吐、嗳气与呃逆等不同表现。

呕吐	有声有物称为呕；有物无声称为吐，如吐酸水、吐苦水等；干呕是指欲吐而无物有声，或仅呕

出少量涎沫,临床统称为呕吐。

如吐势徐缓,声音微弱者,多属虚寒呕吐;而吐势较急,声音响亮者,多为实热呕吐。虚证呕吐多因脾胃阳虚和胃阴不足所致。实证呕吐多是邪气犯胃、浊气上逆所致。多见于食滞胃脘、外邪犯胃、痰饮内阻、肝气犯胃等证。

嗳气　是气从胃中上逆出咽喉时发出的声音。饱食之后,偶有嗳气不属病态。虚证嗳气,其声多低弱无力,多因脾胃虚弱所致。实证嗳气,其声多高亢有力,多为食滞胃脘、肝气犯胃、寒邪客胃而致。

呃逆　俗称"打呃",是胃气上逆,从咽部冲出,发出的一种不由自主的冲击声,为胃气上逆,横膈拘挛所致。呃逆临床需分虚、实、寒、热。一般呃声高亢,音响有力者,多属实、属热;呃声低沉,气弱无力者,多属虚、属寒。正常人在刚进食后,或遇风寒,或进食过快均可见呃逆,往往是暂时的,大多能自愈。

嗅气味

嗅气味，主要是嗅患者病体、排出物等的异常气味，以了解病情，判断疾病的寒热虚实。

【病体气味】

口臭 是指患者张口时，口中发出臭秽之气。多见于口腔本身的病变或胃肠有热之人。

汗气 因引起出汗的原因不同，汗液的气味也不同。外感六淫邪气，汗出多无气味。气分实热壅盛，或久病阴虚火旺之人，汗出量多而有酸腐之气。痹证若风湿之邪久郁肌表化热，汗出色黄而带有特殊的臭气。

鼻臭 是指鼻腔呼气时有臭秽气味。其因有三：一是鼻涕异味，如鼻流黄浊黏稠腥臭之涕、反复发作，是鼻渊。二是鼻部溃烂，如梅毒、癌肿等可致鼻部溃烂，而产生臭秽之气。三是内脏病变，如鼻呼出之气带有"烂苹果味"，是消渴之重症。

身臭 身体有疮疡溃烂流脓水或有狐臭、漏液等均可致身臭。

【排出物气味】

排出物的气味，患者也能自觉。因此，对于排出物如痰涎、大小便，以及妇人经带等的异常气味，通过问诊，可以得知。

[问 诊]

问诊，是医者通过询问患者或陪诊者，了解疾病的发生、发展、治疗经过、现在症状和其他与疾病有关的情况，以诊察疾病的方法。

问诊在疾病的诊察中具有重要意义。问诊是诊察疾病的重要方法，是四诊的重要内容之一，它可以弥补其他三种诊察方法之不足。

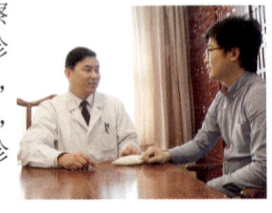

临床问诊时，为了达到预期的目的，应注意以下几点。

·医生要注意力集中，抛去其他杂念，认真询问，不可敷衍了事。

·医生态度要和蔼可亲，语言要通俗易懂，不用医学术语去问，以取得患者的信任和合作，必要时启发患者回答，但要避免暗示，以求病情真实。

·医生要注意患者的心理活动，帮助患者解除精神负担，树立起战胜疾病的信心，不要给患者的精神带来不良影响。

·对于危重病患者，要以抢救为先，急则治标，对症治疗，不要先求确诊再行治疗，以免贻误时机，造成医疗事故。

问诊的内容主要包括：一般项目、主诉和病史、现在症状等。

问一般项目

问一般项目，包括姓名、性别、年龄、民族、职业、婚否、籍贯、现单位、现住址等。

问主诉和病史

【问主诉】

主诉是患者就诊时陈述其感受最明显或最痛苦的主要症状及其持续的时间。

主诉通常是患者就诊的主要原因，也是疾病的主要矛盾。准确的主诉可以帮助医生判断疾病的大致类别、病情的轻重缓急。

【问现病史】

现病史包括疾病（主诉所述的疾病）从起病之初到就诊时病情演变与诊察治疗的全部过程，以及就诊时的全部自觉症状。

【问既往史、生活史、家族病史】

既往史

既往史包括：

- 既往健康状况。

- 曾患过何种主要疾病（不包括主诉中所陈述的疾病）。其诊治的主要情况。现在是否痊愈。留有何种后遗症。
- 是否患过传染病。
- 有无药物或其他过敏史。
- 手术史及预防接种史等。

生活史

生活史包括患者的生活习惯、经历、饮食嗜好、劳逸起居、工作情况等。
- 问其生活习惯，饮食、烟酒等嗜好。
- 生活经历，应询问出生地、居住地及时间较长的生活地区，尤其是注意有地方病或传染病流行的地区。
- 工作劳逸，应询问劳动性质、强度、作息时间是否正常等。
- 询问精神状况如何，是否受到过较大的精神刺激。
- 妇女应询问月经及生育史。

家族病史

家族病史，是指患者直系亲属或者血缘关系较近的旁系亲属的患病情况，有无传染性疾病或遗传性疾病。

问现在症状

问现在症状,是指询问患者就诊时的全部症状。问现在症状是问诊中重要的一环。为求问得全面准确,无遗漏,一般是以《十问歌》为顺序。

《十问歌》即"一问寒热二问汗,三问头身四问便,五问饮食六问胸,七聋八渴俱当辨,九问旧病十问因,再兼服药参机变,妇女尤必问经期,迟速闭崩皆可见,再添片语告儿科,天花麻疹全占验"。

【问寒热】

寒与热是临床常见症状,问诊时应注意询问患者有无寒与热的感觉,两者是单独存在还是同时并见,还要注意询问寒热症状的轻重程度、出现的时间、持续时间的长短、临床表现特点及其兼症等。临床常见的寒热症状有以下4种情况。

恶寒发热

恶寒与发热并存称恶寒发热。它是外感表证的主要症状之一。

出现恶寒发热症状的病理变化,是外感表证初起,外邪与卫阳之气相争的反应。外邪束表,郁遏卫阳,肌表失煦故恶寒。卫阳失宣,郁而发热。如果感受寒邪，可导致束表遏阳之势加重，恶寒症状显著；感受热邪，助阳而致阳盛，发热症状显著。

但寒不热

在通常情况下，患者只有怕冷的感觉而无发热，即为但寒不热。可见于外感病初起尚未发热之时，或者寒邪直中脏腑经络，以及内伤虚证等。根据患者怕冷感觉的不同特点，临床又分别称为恶风、恶寒、畏寒等。

患者遇风觉冷，避之可缓者，谓之恶风；患者自觉怕冷，多加衣被或近火取暖而不能缓解者，谓之恶寒；患者自觉怕冷，多加衣被或近火取暖而能够缓解者，谓之畏寒。

但热不寒

患者但觉发热而无怕冷的感觉，称为但热不寒。可见于里热证，由于热势轻重、时间长短及其变化规律的不同，临床上有壮热、潮热、微热之分。

| 壮热 | 即患者身发高热（体温超过39℃），持续不退，属里实热证。为风寒之邪入里化热或温热之邪内传于里，邪盛正实，交争剧烈，里热炽盛，蒸达于外所致。 |

潮热	即患者定时发热或定时热甚,有一定规律,如潮汐之有定时。外感与内伤疾病中皆可见有潮热。由于潮热的热势高低、持续时间不同,临床上又有以下三种情况。 ·阳明潮热:此种潮热多见于《伤寒论》中的阳明腑实证,故称阳明潮热。其特点是热势较高,热退不净,多在日晡时热势加剧,因此又称日晡潮热。是由邪热蕴结胃肠,燥屎内结而致,病在阳明胃与大肠。 ·湿温潮热:此种潮热多见于温病中的湿温病,故称湿温潮热。其特点是患者虽自觉热甚,但初按肌肤多不甚热,扪之稍久才觉灼手。临床上又称之为"身热不扬",多在午后热势加剧,退后热不净。此为湿热证特有的一种热型,亦属潮热的范畴。 ·阴虚潮热:此种潮热多见于阴虚证候之中。其特点是午后或夜间发热加重,热势较低,往往仅能自我感觉,体温并不高,多见胸中烦热、手足心发热,故又称"五心烦热"。严重者有热自骨髓向外透发的感觉,则称为"骨蒸潮热"。是由各种原因致阴液亏少,虚阳偏亢而生内热。
微热	即患者发热时间较长,热势较轻微,体温一般不超过38℃,又称长期低热。可见于温病后期、内伤气虚、阴虚、小儿夏季热等病证中。温病后期,余邪未清,余热留恋,患者出现微热持

续不退。

由气虚而引起的长期微热，又称为气虚发热。其特点是长期发热不止，热势较低，劳累后发热明显加重。其主要病机是因脾气虚，中气不足，无力升发敷布阳气，阳气不能宣泄而郁于肌表，故发热。劳则气耗，中气益虚，阳气更不得敷布，故郁热加重。

寒热往来

患者恶寒与发热交替发作，其寒时自觉寒而不热，其热时自觉热而不寒，界线分明，一日一发或一日数发，可见于少阳病、温病及疟疾。

【问汗】

汗是津液所化生的，在体内为津液，经阳气蒸发从腠理外泄于肌表则为汗液。

正常人在过劳、运动剧烈、环境或饮食过热、情绪紧张等情况下皆可以出汗，这属于正常现象。发生疾病时，各种因素影响了汗的生成与调节，可引起异常出汗。问汗时要询问患者有无出汗、出汗的时间和部位、汗量多少、出汗的特点、主要兼症以及出汗后症状的变化。常见以下几种情况。

无汗

外感内伤、新病久病都可见全身无汗。外感病中，邪郁肌表，气不得宣，汗不能达，故无汗，属于卫气调节功能失常。当邪气入里，耗伤营阴，亦无汗，属于津枯，为汗液生成障碍。内伤久病出现无汗，病机复杂，可为肺气失于宣达，为汗的调节功能障碍；亦可为血少津亏，汗失生化之源。

有汗

病理上的发汗，有多种情况。凡营卫不密、内热壅盛、阴阳失调，皆可引起出汗的异常（有汗）。询问出汗的时间与汗量的多少、病程的长短，常能判断疾病在表在里、阴阳或盛或衰以及预后的良恶。

如患者有汗，病程短，伴有发热、恶风等症状，属太阳中风表虚证，是外感风邪所致。

患者若大汗不已，伴有蒸蒸发热、面赤、口渴饮冷，属实热证。为里热炽盛，蒸津外泄，故汗出量多。此时邪气尚实，正气未虚，正邪相搏，汗出不止，汗出愈多，正气愈伤。

若冷汗淋漓，或汗出如油，伴有呼吸喘促、面色苍白、四肢厥冷、脉微欲绝，常称为"脱汗""绝汗"，是久病重病正气大伤，阳气外脱，津液大泄，为正气已衰，阳亡阴竭的危候，预后不良。

白天经常汗出不止,活动后尤甚,称为自汗。常常伴有神疲乏力、气短懒言或畏寒肢冷等症状,多因阳虚或气虚不能固护肌表,腠理疏松,玄府不密,津液外泄所致。因活动后阳气敷张外散,使气更虚,故出汗加重。因此,自汗多见于气虚证或阳虚证。

患者经常睡则汗出,醒则汗止,称为盗汗。多伴有潮热、颧红、五心烦热、舌红、脉细数等症,属阴虚。阴虚则虚热内生,睡时卫阳入里,肌表不密,虚热蒸津外泄,故盗汗出。醒后卫阳出表,玄府密闭,故汗止。

局部汗出

身体的某一部位汗出,也是体内病变的反映,临床常见的局部汗出有如下几种。

头汗	指患者仅头部或头颈部出汗较多,亦叫"但头汗出"。多因上焦邪热或中焦湿热上蒸,迫津外泄;或病危阳浮越于上所致。
半身汗	指半侧身体有汗,或半侧身体经常无汗,或上或下,或左或右。可见于中风先兆、中风、痿证、截瘫等。多因患侧经络闭阻,气血运行不调所致。
手足汗	指手心、足心出汗较多。多因热邪郁于内或阴虚阳亢,迫津外泄而达于四肢所致。

【问周身】

问周身,就是询问患者周身有无疼痛与其他不适。临床可按从头至足的顺序,逐一进行询问。

问疼痛

疼痛是临床常见的一种自觉症状,各科均可见到。问诊时,应问清疼痛产生的原因、性质、部位等。

原因

引起疼痛的原因有很多,有外感有内伤,其病机有虚有实。其中,不通则痛者属实证,不荣则痛者属虚证。

性质

由于引起疼痛的病因病机不同,疼痛的性质亦不同,临床可见如下几类。

胀痛	疼痛且有胀感,为胀痛。在身体各部位都可以出现,但以胸胁、胃脘、腹部较为多见。多因气机郁滞所致。
刺痛	疼痛如针刺,称为刺痛。其特点是疼痛的范围较小,部位固定不移。多因瘀血所致。全身各处均可出现刺痛症状,但以胸胁、胃脘、小腹、少腹最为多见。
绞痛	痛势剧烈如刀绞割者,称为绞痛。其特点是疼痛,有剜、割、绞结之感,难以忍受。多为有形实邪突然阻塞经络闭阻气机,或寒邪内侵,气机郁闭,

	导致血流不畅而成。可见于心血瘀阻之心痛，蛔虫上窜或寒邪内侵胃肠引起的脘腹痛等。
窜痛	疼痛部位游走不定或走窜攻痛称为窜痛。其特点是痛处不固定，或者感觉不到确切的疼痛部位。多为风邪留着机体的经络关节，阻滞气机，产生疼痛。气无形而喜通畅，气滞为痛，亦多见窜痛。可见于风湿痹证或气滞证。
掣痛	痛处有抽掣感或同时牵引它处而痛，称为掣痛。其特点是疼痛多呈条状或放射状，或有起止点，有牵扯感。多由筋脉失养或经络阻滞不通所致。可见于胸痹、肝阴虚、肝经实热等证。
灼痛	痛处有烧灼感，称灼痛。其特点是感觉痛处发热，如病在浅表，有时痛处亦可触之觉热，多喜冷凉。多由火热之邪窜经络，或阴虚阳亢，虚热灼于经络所致。可见于肝火犯络之两胁灼痛、胃阴不足之脘部灼痛及外科疮疡等证。
冷痛	痛处有冷感，称冷痛。其特点是感觉痛处发凉，如病在浅表，有时触之亦觉发凉，多喜温热。多因寒凝经脉或阳气不足而致。
重痛	疼痛伴有沉重感，称重痛。多见于头部、四肢及腰部。多因湿邪困阻气机而致。多见于湿证。
空痛	痛而有空虚之感，称空痛。其特点是疼痛有空旷轻虚之感，喜温喜按。多为精血不足而致。可见于阳虚、阴虚、血虚或阴阳两虚等证。

| 隐痛 | 痛而隐隐，绵绵不休，称隐痛。其特点是痛势较轻，可以耐受，隐隐而痛，持续时间较长。多因气血不足，或阳气虚弱，导致经脉气血运行滞涩所致。 |

部位

询问疼痛的部位，可以判断疾病的位置及相应经络脏腑的变化情况。

| 头痛 | 整个头部或头的前后、两侧等部位的疼痛，皆称头痛。无论外感、内伤皆可引起头痛。外感头痛多由邪犯脑府，经络郁滞不畅所致，属实证。内伤头痛多由脏腑虚弱，清阳不升，脑府失养，或肾精不足，髓海不充所致，属虚证。 |

| 胸痛 | 是指胸部正中或偏侧疼痛的自觉症状。胸居上焦，内藏心、肺，所以胸痛以心、肺病变居多。胸痛总由胸部气机不畅所致。胸痛、潮热盗汗、咳痰带血者，属肺阴虚证，因虚火灼伤肺络所致。胸痛憋闷、痛引肩臂者，为胸痹，多因心脉气血运行不畅所致，可见于心阳不足，痰浊内阻或气虚血瘀等证。胸背彻痛剧烈、面色青灰、手足青至节者，为真心痛，是因心脉急骤闭塞不通所致。胸痛、壮热面赤、喘促鼻扇者，为热邪壅肺，肺失宣降所致。 |

胁痛	是指胁一侧或两侧疼痛。因胁为肝胆所居，又是肝胆经脉循行分布之处，故胁痛多属肝胆及其经脉的病变。
胃脘痛	胃脘痛即指胃痛而言。凡寒、热、食积、气滞等病因及机体脏腑功能失调累及于胃，皆可影响胃的气机通畅，而出现疼痛症状。
腹痛	腹部可分为大腹、小腹、少腹三部分。脐周围称为脐腹，属脾与小肠。脐以上统称大腹，包括脘部、左上腹、右上腹，属脾胃及肝胆。脐以下为小腹，属膀胱、胞宫、大小肠。小腹两侧为少腹，是肝经经脉所过之处。
腰痛	如腰部冷痛，以脊骨痛为主，活动受限，多为寒湿痹证。腰部冷痛，小便清长，属肾虚。腰部刺痛，固定不移，闪挫跌扑，属瘀血。
背痛	如背痛连及头项，伴有外感表证，是风寒之邪客于太阳经。背冷痛伴畏寒肢冷，属阳虚。脊骨空痛，不可俯仰，多为精气亏虚，督脉受损。
四肢痛	多由风寒湿邪侵犯经络、肌肉、关节，阻碍其气血运行所致，亦有因脾虚、肾虚者。如

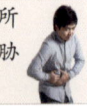

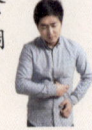

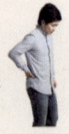

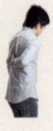

四肢关节痛、窜痛，多为风痹。四肢关节痛，周身困重，多为湿痹。四肢关节疼痛剧烈，得热痛减，多为寒痹。四肢关节灼痛，喜冷，或有红肿，多为热痹。如足跟或胫膝隐隐而痛，多为肾气不足。

周身痛 | 周身痛是指四肢、腰背等处皆有疼痛感觉。根据疼痛的性质及久暂，可判断病属外感或内伤。如新病周身酸重疼痛，多伴有外感表证，属外邪束表。若久病卧床周身疼痛，属气血亏虚，经脉不畅。

问周身其他不适

问周身其他不适，是指询问周身各部，如头、胸、胁、腹等处，除疼痛以外的其他症状。常见的周身其他不适症状有头晕、目眩、目涩、视力减退、耳鸣、耳聋、重听、胸闷、心悸、腹胀、麻木等。临床问诊时，要询问有无其他不适症状及症状产生有无明显诱因、持续时间长短、表现特点、主要兼症等。

问饮食与口味

问饮食与口味包括询问口渴与饮水、食欲与食量、口味等几个方面。应注意有无口渴、饮水多少、喜冷喜热、食欲情况、食量多少、食物的善恶、口中有无异常的味觉和气味等情况。

问口渴与饮水

询问患者口渴与饮水的情况,可以了解患者津液的盛衰和输布情况以及病证的寒热虚实。

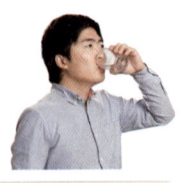

口不渴	为津液未伤,见于寒证或无明显热邪之证。
口渴	·口渴多饮:即患者口渴明显,饮水量多,是津液大伤的表现。 ·渴不多饮:即患者虽有口干或口渴感觉,但又不想喝水或饮水不多,是津液轻度损伤或津液输布障碍的表现。

问食欲与食量

询问患者的食欲与食量,可以判断患者脾胃功能的强弱、疾病的轻重及预后。

食欲减退与厌食	食欲减退,又称"纳呆""纳少",即患者不思进食。厌食又称恶食,即厌恶食物。不思进食与厌恶食物,大体上有两种情况:一是不知饥饿亦不欲食;二是虽饥亦不欲食或厌恶食物。两者病机均属脾胃不和,由消化吸收功能减弱所致。
多食易饥	患者食欲亢进,食量较多,食后不久即感饥饿,又称为"消谷善饥",临床多伴有身体逐渐消瘦等症状。可见于胃火亢盛、胃强脾弱等证,亦可见于消渴病。

| 偏嗜 | 是指嗜食某种食物或某种异物。其中偏嗜异物者,又称异嗜。若小儿异嗜,喜吃泥土、生米等异物,多属虫积。若妇女已婚停经而嗜食酸味,多为妊娠。 |

询问食欲与食量时,还应注意进食情况如何。如患者喜进热食,多属寒证;喜进冷食,多属热证。进食后稍安,多属虚证;进食后加重,多属实证或虚中夹实证。疾病过程中,食欲渐复,表示胃气渐复,预后良好;反之,食欲渐退,食量渐减,表示胃气渐衰,预后多不良。若病重不能食,突然暴食,食量较多,是脾胃之气将绝的危象,称"除中"。

问口味

口味,是指患者口中的异常味觉。

口淡乏味	多因脾胃气虚而致。
口甜	多见于脾胃湿热证。
口黏腻	多属湿困脾胃。
口中泛酸	可见于肝胆蕴热证。
口中酸腐	多见于伤食证。
口苦	属热证的表现,可见于火邪为病和肝胆郁热之证。
口咸	多见于肾虚及寒证。

【问二便】

问二便,是询问患者大小便的有关情况。询问二便的情况可以判断机体消化功能的强弱、津液代谢的状况,同时也是辨别疾病寒热虚实性质的重要依据。

问大便

健康人一般一日或两日大便一次,为黄色成形软便,排便顺利通畅,如受疾病的影响,其消化功能失职则粪便中有黏液及未消化食物等。气血津液失调,脏腑功能失常,即可使排便次数和排便感觉等出现异常。

便次异常

便次异常,是排便次数增多或减少,超过了正常范围,有便秘与泄泻之分。

| 便秘 | 即大便秘结,指粪便在肠内滞留过久,排便间隔时间延长,便次减少,或时间虽不延长但排便困难。其病机总由大肠传导功能失常所致,可见于胃肠积热、气机郁滞、气血津亏、阴寒凝结等证。 |

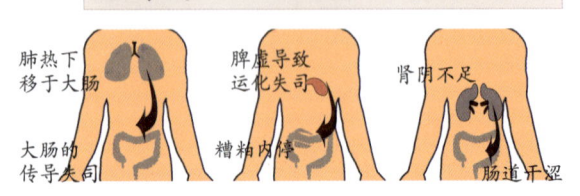

肺热下移于大肠

脾虚导致运化失司

肾阴不足

大肠的传导失司

糟粕内停

肠道干涩

泄泻	即大便稀软不成形，甚则呈水样，排便间隔时间缩短，便次增多，日三四次以上。总由脾胃功能失调、水停肠道、大肠传导亢进所致。

排便感觉异常

排便感觉异常，是指排便时有明显不适感觉。其病因病机不同，产生的感觉亦不同。

肛门灼热	是指排便时肛门有烧灼感。多由大肠湿热蕴结而致。可见于湿热泄泻、暑湿泄泻等证。
排便不爽	即排便不通畅爽快，而有滞涩难尽之感。多由肠道气机不畅所致。
里急后重	即腹痛窘迫，肛门重坠，便出不爽。紧急而不可耐，称里急；排便时，便量极少，肛门重坠，便出不爽，或欲便又无，称后重。两者合而称之里急后重。多因湿热之邪内阻，肠道气滞所致。
滑泻失禁	即久泻不愈，大便不能控制，呈滑出之状，又称"大便失禁"。多因久病体虚，脾肾阳虚，肛门失约而致。
肛门气坠	即肛门有重坠向下之感，甚则肛欲脱出。多因脾气虚衰，中气下陷而致。多见于中气下陷证。

问小便

健康人在一般情况下，一昼夜排尿量为1000～2000毫升，尿次白天4～6次,夜间0～2

次。排尿次数、尿量,可受饮水、气温、出汗、年龄、疾病等因素的影响而略有不同。

尿量异常

尿量异常,是指昼夜尿量过多或过少,超出正常范围。

尿量增多	多因寒凝气机,水气不化,或肾阳虚衰,阳不化气,水液外泄而量多。
尿量减少	可因机体津液亏乏,尿液化源不足或尿道阻滞或阳气虚衰,气化无权,水湿不能下入膀胱而泛溢于肌肤而致。可见于实热证、汗吐下证、水肿病及癃闭、淋证等病证。

排尿次数异常

排尿次数增多,又叫小便频数,总由膀胱气化功能失职而致。多见于下焦湿热、下焦虚寒、肾气不固等证。排尿次数减少可见于癃闭。

排尿异常

排尿异常是指排尿感觉和排尿过程发生变化,出现异常情况,如小便涩痛、癃闭、余沥不尽、小便失禁、遗尿等。

小便涩痛	即排尿不畅,且伴有急迫灼热疼痛感。多为湿热流入膀胱,灼伤经脉,气机不畅而致。可见于淋证。

癃闭 小便不畅，点滴而出为癃；小便不通，点滴不出为闭，一般多统称为癃闭。其病机有虚有实。实者多为湿热蕴结，肝气郁结或瘀血、结石阻塞尿道而致；虚者多为年老气虚，肾阳虚衰，膀胱气化不利而致。

余沥不尽 即小便后点滴不尽。多为肾气不固所致。

小便失禁 是指小便不能随意识控制而自行遗出。多为肾气不足，下元不固；下焦虚寒，膀胱失煦，不能制约水液而致。若患者神志昏迷而小便自遗，则病情危重。

遗尿 是指睡眠中小便自行排出，俗称尿床。多见于儿童。其基本病机为膀胱失于约束。可见于肾阴、肾阳不足，以及脾虚气陷等证。

【问睡眠】

睡眠与人体卫气循行和阴阳盛衰有关。在正常情况下，卫气昼行于阳经，阳气盛，则人醒；夜行于阴经，阴气盛，则入睡。问睡眠，应了解患者有无失眠或嗜睡、睡眠时间的长短、入睡难易、有梦无梦等。常见睡眠异常有失眠和嗜睡。

失眠

失眠又称"不寐""不得眠"，是指经常不易入睡，或睡而易醒，或睡而不酣。阳不入阴，神不守舍；气血不足，神失所养；阴虚阳亢，虚热内生；肾水不足，心火亢盛等，皆可扰动心神，导致失眠。

嗜睡

嗜睡，又称多眠，是指神疲困倦，睡意很浓，经常不自主地入睡。嗜睡为神气不足而致。湿邪困阻，清阳不升；脾气虚弱，中气不足，不能上荣，皆可使精明之府失于清阳之荣，故出现嗜睡。

【问经带】

妇女有月经、带下、妊娠、产育等生理特点，发生疾病时，常能引起上述方面的病理改变。因此，对青春期开始之后的女性患者，除了一般的问诊内容外，还应注意询问其经、带等情况，作为妇科或一般疾病的诊断与辨证依据。

[切 诊]

切诊包括脉诊和按诊两部分内容。脉诊，是医者以指腹按一定部位的脉搏诊察脉象。通过诊脉，体察患者不同的脉象，以了解病情，诊断疾病。按诊，是医者用手直接触摸、按压患者体表某些部位，以了解局部的异常变化，从而推断疾病部位、性质和病情轻重等的一种诊断疾病的方法。

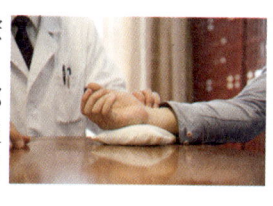

脉象形成的原理

脉象即脉动应指的形象。心主血脉，包括血和脉两个方面，脉为血之府，心与脉相连，心脏有规律地搏动，推动血液在脉管内运行，脉管也随之产生有节律的搏动。血液循行脉管之中，还必须有各脏器的协调配合。肺朝百脉，即是循行全身的血脉，均汇聚于肺，且肺主气，通过肺气的敷布，血液布散全身；脾胃为气血生化之源，脾主统血；肝藏血，主疏泄，调节循环血量；肾藏精，精化气，且精可以化血，是生成血液的物质基础之一。因此，脉象的形成与脏腑气血密切相关。

脉诊的临床意义

气血脏腑发生病变，血脉运行受到影响，脉象就有变化，故通过诊察脉象的变化，可以判断疾病的病位、性质、邪正盛衰与推断疾病的预后等。

诊脉的部位

诊脉的部位，有遍诊法、三部诊法和寸口诊法。

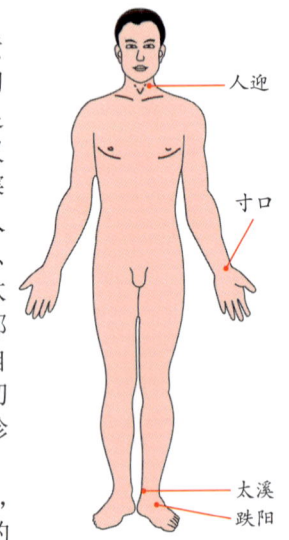

遍诊法见于《素问·三部九候论》，切脉的部位有头、手、足三部。三部诊法见于汉代张仲景所著的《伤寒杂病论》。三部，即人迎（颈侧动脉）、寸口、趺阳（足背动脉）或太溪。以上两种诊脉的部位，后世已少采用，自晋以来，普遍选用的切脉部位是寸口。寸口诊法始见于《黄帝内经》，主张独取寸口是《难经》，直至晋代王叔和所著的

《脉经》，才推广了独取寸口的诊脉方法。

寸口分寸、关、尺三部，以腕后高骨（桡骨茎突）为标志，其稍内方的部位为关，关前（腕侧）为寸，关后（肘侧）为尺。两手各分寸、关、尺三部，共六部脉。寸、关、尺三部可分浮、中、沉三候，是寸口诊法的三部九候。

寸、关、尺分候脏腑，历代医家说法不一，目前多以右图为准。

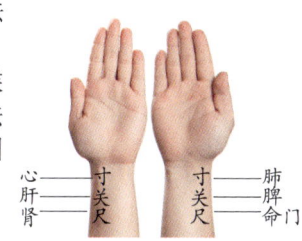

心——寸　　寸——肺
肝——关　　关——脾
肾——尺　　尺——命门

诊脉的方法

【时间】

诊脉的时间最好是清晨，因清晨患者不受饮食、活动等影响，体内外环境相对比较安静。

【体位】

要让患者取坐位或正卧位，手臂平放，与心脏近于同一水平，直腕仰掌，并在腕关节背垫上脉枕，这样可使气血运行无阻，以反映机体的真正脉象。

【指法】

诊脉下指时,医者首先用中指按在患者掌后高骨内侧关脉位置,接着用食指按在关前的寸脉位置,无名指按在关后尺脉位置。位置放准之后,三指应呈弓形,指头平齐,以指腹接触脉体。布指的疏密要与患者的身长相适应。

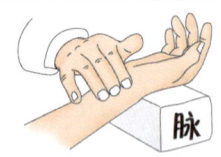

【举、按、寻】

这是诊脉时运用指力的轻重和挪移,以探索脉象的一种手法。持脉之要有三,就是举、按、寻。用轻指力按在皮肤上叫举,又叫浮取或轻取;用重指力按在筋骨间叫按,又称沉取或重取;指力不轻不重,还可亦轻亦重,以委曲求之叫寻。因此,诊脉必须注意举、按、寻之间的脉象变化。此外,当三部脉有独异时,还必须逐渐挪移指位,内外推寻。寻者寻找之意,不是中取。

【平息】

一呼一吸称一息。诊脉时,医者的呼吸要自然均匀,用一呼一吸的时间去计算患者脉搏的至数,如正常脉象及病理性脉象之迟、数、缓、疾等，均以息计。今天的秒表对诊脉有一定的帮助。但平息的意义还不止如此。平是平调的意思，要求医者在诊脉时，思想集中，全神贯注。因此，平息除了以"息"计脉之外，还要做到虚心而静，全神贯注。

【五十动】

每次诊脉，必满五十动。即每次按脉时间，每侧脉搏跳动不应少于 50 次。一为了解五十动中无促脉、结脉、代脉，防止漏诊。二为说明诊脉不能草率从事，必须以辨清脉象为目的。如果第一个五十动仍辨不清楚，可延至第二个或第三个五十动。总之，每次诊脉时间，以 2～3 分钟为宜。

正常脉象

正常脉象古称平脉，是健康无病之人的脉象。

正常脉象的形态是三部有脉，一息四至（闰以太息五至，相当 72～80 次 / 分），不浮不沉，不大不小，从容和缓，柔和有力，节律一致，尺脉沉取有一定力量，并随生理活动和气候环境等的不同而有相应的正常变化。正常脉象具有有胃、有神、有根三个特点。

有胃 有胃气的脉象，古人说法很多，总的来说，正常脉象不浮不沉，不快不慢，从容和缓，节律一致，便是有胃气。即使是病脉，无论浮沉迟数，但有徐和之象者，便是有胃气。

有神 有神的脉象形态，即脉来柔和。如见弦实之脉，弦实之中仍带有柔和之象；微弱之脉，微弱之中不至于完全无力者，都叫有脉神。神之盛衰，对判断疾病的预后有一定的意义。

有根 三部脉沉取有力，或尺脉沉取有力，就是有根的脉象形态。或病中肾气犹存，先天之本未绝，尺脉沉取尚可见，便是有生机。若脉浮大散乱，按之则无，则为无根之脉，为元气离散，标志着病情危笃。

此外，有一些人，脉不见于寸口，而从尺部斜向手背，称斜飞脉；若脉出现于寸口的背侧，则称反关脉；还有出现于腕部其他位置者，都是生理特异脉位，是桡动脉解剖位置的变异，不属病脉。

病理脉象

不同的病理脉象，反映了不同的病症，近代多从二十八脉论述。

脉象是通过位、数、形、势四方面来体察。位即脉之部位，是指在皮肤下的深度而言。脉位分浮沉，浅显于皮下者为浮脉，深沉于筋骨者为沉脉。数即至数，是指脉动的速率。脉数分迟数，一息不足四至为迟，一息五至以上为数。形即形态，包括脉管的粗细及其特殊形象，指下予以辨形，如芤脉似葱管、动脉似豆等。势即脉动的气势或力量，以辨虚实。如脉来势大，有力为实；脉动势小，无力为虚等。

【脉象分类与主病】

浮脉类

浮脉类的脉象有浮、洪、濡、散、芤、革六脉。因其脉位浅，浮取即得，故归于一类。

浮脉

脉象：轻取即得，重按稍减而不空，举之泛泛而有余，如水上漂木。

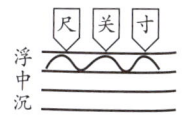

主病、脉理

表证、虚阳浮越证	➡	浮脉主表，反映病邪在经络肌表部位，邪袭肌腠，卫阳奋起抵抗，脉气鼓动于外，脉应指而浮，故浮而有力。内伤久病体虚，阳气不能潜藏而浮越于外，亦有见浮脉者，必浮大而无力。

洪脉

脉象：洪脉极大，状若波涛汹涌，来盛去衰。

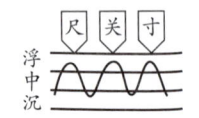

主病、脉理

里热证	➡	洪脉的形成，由阳气有余，气壅火亢，内热充斥，致使脉道扩张，气盛血涌，故脉见洪象。若久病气虚或虚劳、失血、久泄等病证而出现洪脉，是正虚邪盛的危险证候或为阴液枯竭，孤阳独亢或虚阳亡脱。此时，浮取洪盛，沉取无力无神。

濡脉

脉象：浮而细软，如帛在水中。

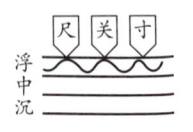

主病、脉理

虚证、湿证	➡	濡脉主诸虚，若为精血两伤，阴虚不能维阳，故脉浮软，精血不充，则脉细；

若为气虚阳衰，虚阳不敛，脉也浮软，浮而细软，则为濡脉。若湿邪阻压脉道，亦见濡脉。

散脉

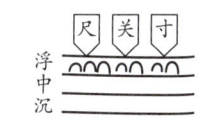

脉象：浮散无根，至数不齐，如杨花散漫之象。

主病、脉理

| 元气离散 | → | 散脉主元气离散，脏腑之气将绝的危重证候。因心力衰竭，阴阳不敛，阳气离散，故脉来浮散而不紧，稍用重力则按不着，漫无根蒂；阴衰阳消，心气不能维系血液运行，故脉来时快时慢，至数不齐。 |

芤脉

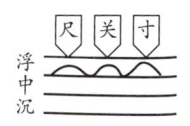

脉象：浮大中空，如按葱管。

主病、脉理

| 失血、伤阴 | → | 芤脉多见于失血伤阴之证，故芤脉的出现与阴血亡失，脉管失充有关，因突然失血过多，血量骤然减少，营血不足，无以充脉；或津液大伤，血不得充，血失阴伤则阳气无所附而浮越于外，因而形成浮大中空之芤脉。 |

革脉

脉象：浮而搏指，中空外坚，如按鼓皮。

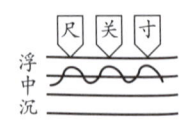

主病、脉理

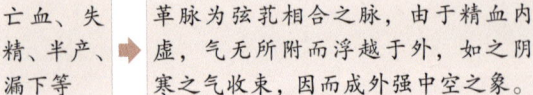

| 亡血、失精、半产、漏下等 | → | 革脉为弦芤相合之脉，由于精血内虚，气无所附而浮越于外，如之阴寒之气收束，因而成外强中空之象。 |

沉脉类

沉脉类的脉象有沉、伏、弱、牢四脉，脉位较深，重按乃得，故同归于一类。

沉脉

脉象：轻取不应，重按乃得，如石沉水底。

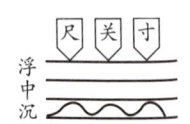

主病、脉理

| 里证 | → | 病邪在里，正气相搏于内，气血内困，故脉沉而有力，为里实证；若脏腑虚弱，阳气衰微，气血不足，无力统运营气于表，则脉沉而无力，为里虚证。亦可见于无病之正常人。 |

伏脉

脉象：重手推筋按骨始得，甚则伏而不见。

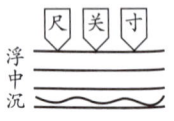

主病、脉理

| 邪闭、厥证、痛极 | → | 因邪气内伏,脉气不能宣通,脉道潜伏不显而出现伏脉;若阳气衰微欲绝,不能鼓动血脉亦见伏脉。前者多见于实邪暴病,后者多见于久病正衰。 |

弱脉

脉象： 极软而沉细。

主病、脉理

| 气血阴阳俱虚证 | → | 阴血不足,不能充盈脉道,阳衰气少,无力推动血行,故脉来沉而细软,而形成弱脉。 |

牢脉

脉象： 沉按实大弦长,坚牢不移。

主病、脉理

| 阴寒凝结、内实坚积 | → | 牢脉之形成,是由于病气牢固,阴寒内积,阳气沉潜于下,故脉来沉而实大弦长,坚牢不移。牢脉主实,有气血之分,癥瘕有形肿块,是实在血分;无形痞结,是实在气分。若牢脉见于失血、阴虚等病证,是阴血暴亡之危候。 |

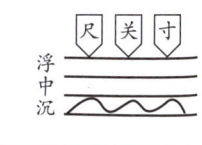

迟脉类

迟脉类的脉象有迟、缓、涩、结四脉。脉动较慢,一息不足四至,故同归于一类。

迟脉

脉象: 脉来迟慢,一息不足四至(相当于每分钟脉搏60次以下)。

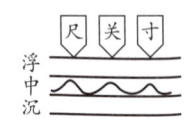

主病、脉理

| 寒证 | 迟脉主寒证,由于阳气不足,鼓动血行无力,故脉来一息不足四至。若阴寒冷积阻滞,阳失健运,血行不畅,脉迟而有力。因阳虚而寒者,脉多迟而无力。邪热结聚,阻滞气血运行,也见迟脉,但必迟而有力,按之必实。迟脉不可概认为寒证,当脉症合参。久经锻炼的运动员,脉迟而有力,则不属病脉。 |

缓脉

脉象: 一息四至,来去怠缓。

主病、脉理

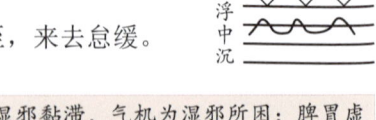

| 湿证、脾胃虚弱,亦见于平人 | 湿邪黏滞,气机为湿邪所困;脾胃虚弱,气血之源,气血不足以充盈鼓动,故缓脉见怠缓;平缓之脉,是为气血充足,百脉通畅。若病中脉转缓和,是正气恢复之征。 |

涩脉

脉象：迟细而短，往来艰涩，极不流利，如轻刀刮竹。

主病、脉理

| 精血亏少、气滞血瘀、痰食内停 | ➡ | 精伤血少津亏，不能濡养经脉，血行不畅，脉气往来艰涩，故脉涩而无力；气滞血瘀、痰、食胶固，气机不畅，血行受阻，则脉涩而有力。 |

结脉

脉象：脉来缓，时而一止，止无定数。

主病、脉理

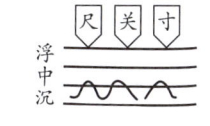

| 阴盛气结、寒痰血瘀、气血虚衰 | ➡ | 阴盛气机郁结，阳气受阻，血行瘀滞，故脉来缓急，脉气不相顺接，时一止，止后复来，止无定数，常见于寒痰血瘀所致的心脉瘀阻证。结脉见于虚证，多为久病虚劳，气血衰，脉气不续，故断而时一止，气血续则脉复来，止无定数。 |

数脉类

数脉类的脉象有数、疾、促、动四脉。脉动较快，一息超过五至，故同归一类。

数脉

脉象：一息脉来五至以上。

主病、脉理

| 热证，亦见于里虚证 | ➡ | 邪热内盛，气血运行加速，故见数脉。因邪热盛，正气不虚，正邪交争剧烈，故脉数而有力，主实热证。若久病耗伤阴津，阴虚内热，则脉虽数而无力。若脉显浮数，重按无根，是虚阳外越之危候。 |

疾脉

脉象：脉来急疾，一息七八至。

主病、脉理

| 阳极阴竭、元阳将脱 | ➡ | 实热证阳亢无制，真阴垂危，故脉来急疾而按之益坚。若阴液枯竭，阳气外越欲脱，则脉疾而无力。 |

促脉

脉象：脉来数，时而一止，止无定数。

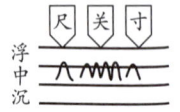

主病、脉理

| 阳热亢盛、气血痰食郁滞，亦见于脏气衰败 | → | 阳热盛极，或气血痰饮，宿食郁滞化热，正邪相搏，血行急速，故脉来急数。邪气阻滞，阴不和阳，脉气不续，故时一止，止后复来，指下有力，止无定数。促脉亦可见于虚证，若元阴亏损，则数中一止，止无定数，必促而无力，为虚脱之象。 |

动脉

脉象：脉形如豆，厥厥动摇，滑数有力。

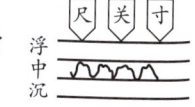

主病、脉理

| 痛证、惊证 | → | 动脉是因阴阳相搏，升降失和，使其气血冲动，故脉道随气血冲动而成。痛则阴阳不和，气血不通，惊则气血紊乱，心突跳，故脉亦应之而突跳，故痛与惊可见动脉。妇女妊娠反应期可出现动脉，这对临床诊断早孕有一定价值。 |

虚脉类

　　虚脉类脉象有虚、细、微、代、短五脉，脉动应指无力，故归于一类。

虚脉

脉象：三部脉会之无力，按之空虚。

主病、脉理

| 虚证 | ➡ | 气虚不足以运其血，故脉来无力，血虚不足以充盈脉道，故按之空虚。由于气虚不敛而外张，血虚气无所附而外浮，脉道松弛，故脉形大而势软。 |

细脉

脉象：脉细如线，但应指明显。

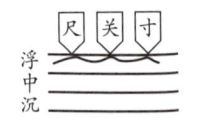

主病、脉理

| 气血两虚、诸虚劳损、湿证 | ➡ | 细为气血两虚所致，营血亏虚不能充盈脉道，气不足则无力鼓动血液运行，故脉体细小而无力。湿邪阻压脉道，伤人阳气也见细脉。 |

微脉

脉象：极细极软，按之欲绝，似有若无。

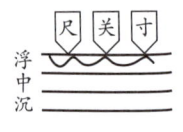

主病、脉理

| 阴阳气血诸虚、阳气衰微 | → | 阳气衰微，无力鼓动，血微则无以充脉道，故见微脉。浮以候阳，轻取之似无为阳气衰。沉以候阴，重取之似无是阴气竭。久病正气损失，气血被耗，正气殆尽，故久病脉微，为气将绝之兆；新病脉微，是阳气暴脱。亦可见于阳虚邪微者。 |

代脉

脉象： 脉来时见一止，止有定数，良久方来。

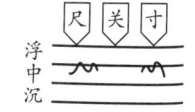

主病、脉理

| 脏气衰微、风证、痛证 | → | 脏气衰微，气血亏损，以致脉气不能衔接而歇止，不能自还，良久复动。风证、痛证见代脉，因邪气所犯，阻于经脉，致脉气阻滞，不相衔接为实证。
代脉亦可见于妊娠初期的孕妇，因五脏精气聚于胞宫，以养胎元，脉气一时不相接续，故见代脉。然非妊娠必见之脉，仅见于母体素弱，脏气不充，更加恶阻，气血尽以养胎，脉气暂不接续所致。 |

短脉

脉象：首尾俱短，不能满部。

主病、脉理

| 气病 | ➡ | 气虚不足以帅血，则脉动不及尺寸本部，脉来短而无力。亦有因气郁血瘀或痰滞食积，阻碍脉道，以致脉气不伸而见短脉，但必短而有力，故短脉不可概作不足之脉，应注意其有力无力。 |

实脉类

实脉类脉象有实、滑、弦、紧、长五脉，脉动应指有力，故归于一类。

实脉

脉象：三部脉举按均有力。

主病、脉理

| 实证，亦见于平人 | ➡ | 邪气亢盛而正气不虚，邪正相搏，气血壅盛，脉道紧满，故脉来应指坚实有力。平人亦可见实脉，这是正气充足，脏腑功能良好的表现。平人实脉应是静而和缓，与主病之实脉躁而坚硬不同。 |

滑脉

脉象：往来流利,如珠走盘,应指圆滑。

主病、脉理

| 痰饮、食积、实热等 | ➡ | 邪气壅盛于内,正气不衰,气实血涌,故脉往来甚为流利,应指圆滑。若滑脉见于平人,必滑而和缓,总由气血充盛,气充则脉流畅,血盛则脉道充盈,故脉来滑而和缓。妇女妊娠见滑脉,是气血充盛而调和的表现。 |

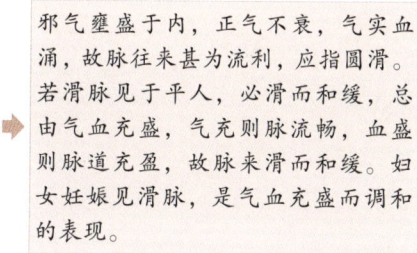

弦脉

脉象：端直以长,如按琴弦。

主病、脉理

| 肝胆病、痰饮、痛证、疟疾等 | ➡ | 弦是脉气紧张的表现。肝主流泄,调畅气机,以柔和为贵,若邪气滞肝,疏泄失常,气郁不利则见弦脉。诸痛、痰饮,气机阻滞,阴阳不和,脉气因而紧张,故脉弦。疟邪为病,伏于半表半里,少阳枢机不利而见弦脉。虚劳内伤,中气不足,肝病犯脾,亦可见弦脉。若弦而细劲,如循刀刃,便是胃气全无,病多难治。 |

紧脉

脉象：脉来绷急，状若牵绳转索。

主病、脉理

| 寒证、痛证等 | ➡ | 寒邪侵袭人体，与正气相搏，以致脉道紧张而拘急，故见紧脉。诸痛而见紧脉，也是寒邪积滞与正气激搏之缘故。 |

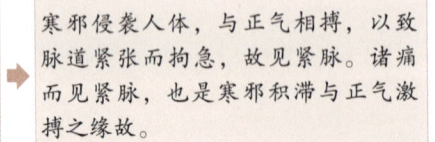

长脉

脉象：首尾端长，超过本位。

主病、脉理

| 阳证、热证、实证，亦可见于平人 | ➡ | 健康人正气充足，百脉畅通无损，气机升降调畅，脉来长而和缓；若肝阳有余，阳盛内热，邪气方盛，充斥脉道，加上邪正相搏，脉来长而硬直，或有兼脉，为病脉。 |

【 相兼脉与主病 】

相兼脉是指数种脉象并见的脉象。相兼脉象的主病，往往等于各个脉所主病的总和，如浮为表、数为热、浮数主表热，以此类推。现将常见的相兼脉及主病列于下。

相兼脉	主病
浮紧脉	表寒、风痹
浮缓脉	伤寒表虚证
浮数脉	表热
浮滑脉	风痰、表证夹痰
沉迟脉	里寒
沉弦脉	肝郁气滞、水饮内停
沉涩脉	血瘀
沉缓脉	脾虚、水湿停留
沉细数脉	阴虚、血虚有热
弦数脉	肝热、肝火
弦紧脉	寒痛、寒滞肝脉
弦细脉	肝肾阴虚、肝郁脾虚
弦滑数脉	肝火夹痰、痰火内蕴
滑数脉	痰热、食积内热
洪数脉	气分热盛

按诊的方法与内容

按诊是切诊的一部分,是四诊中不可忽略的一环。它在望、闻、问的基础上,更进一步地深入探明疾病的部位和性质等情况。对于胸腹部的疼痛、肿胀、痰饮等病变,通过触按,更可以充实诊断与辨证所必需的资料。

按诊的体位

按诊时患者取坐位或仰卧位。一般按胸腹时,患者须采取仰卧位,全身放松,两腿伸直,两手放在身旁。医者站在患者右侧,右手或双手对患者进行切按。在切按腹内肿块或腹肌紧张度时,可再令患者屈起双膝,使腹肌松弛,便于切按。

按诊的手法

按诊的手法大致可分触、摸、推、按四类。触是以手指或手掌轻轻接触患者局部,如额部及四肢皮肤等,以了解凉热、润燥等情况。摸是以手抚摸局部,如肿胀部位等,以探明局部的感觉情况及肿物的形态、大小等。推是以手稍用力在患者局部作前后或左右移动,以探测肿物的移动度及局部同周围组织的关系等情况。按是以手按压局部,如胸腹或肿物部位,以了解深部有无压痛,肿块的形态、质地,肿胀的程度、性质等。在临床上,各种手法是综合运用的，常常是先触摸，后推按，由轻到重，由浅入深，逐层了解病变的情况。

按诊时，医者要体贴患者，手法要轻巧，要避免突然暴力，冷天要事先把手暖和后再行检查。同时要嘱咐患者主动配合，随时反映自己的感觉，还要边检查边观察患者的表情变化，了解其痛苦所在。按诊时要认真仔细，不放过任何一个与疾病有关的部位。

按诊的内容

按诊的应用范围较广。临床上以按肌肤、按手足、按胸腹、按腧穴等为常用。

按肌肤是为了探明全身肌表的寒热、润燥以及肿胀等情况。

按手足主要在探明寒热，以判断病证性质属虚属实、在内在外以及预后。

膈上为胸、膈下为腹。侧胸部从腋下至十一、十二肋骨的区域为胁。腹部剑突下方位置称为心下。胃脘相当于上腹部。大腹为脐上部位，小腹在脐下，少腹即小腹之两侧。按胸腹就是根据病情的需要，有目的地对胸前区、胁肋部和腹部等进行触摸、按压，必要时进行叩击，以了解其局部的病变情况。

按腧穴是按压身体上某些特定穴位，通过这些穴位的变化与反应，来推断内脏的某些疾病。

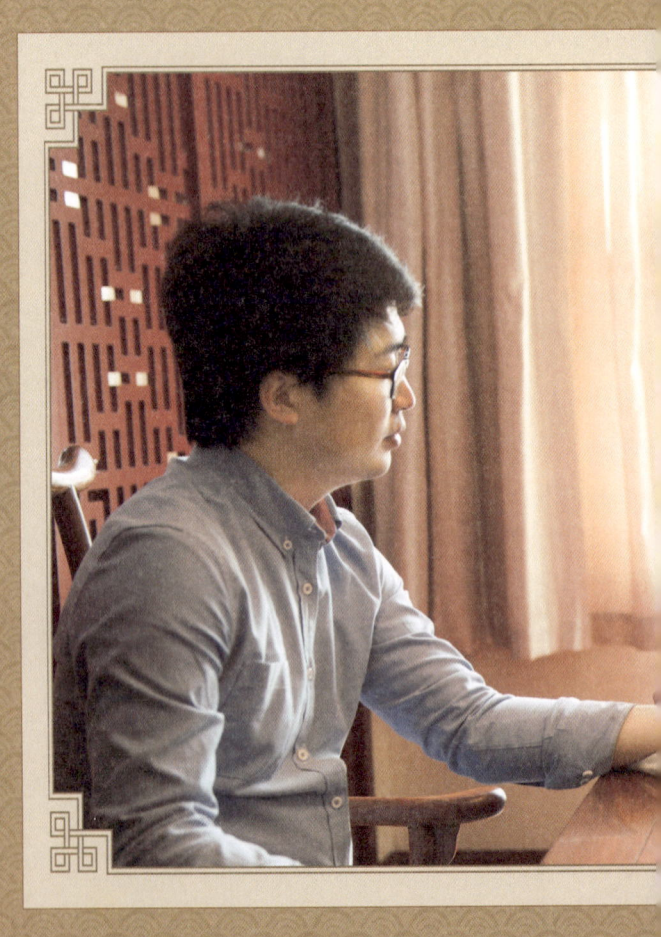

第三章 八纲辨证

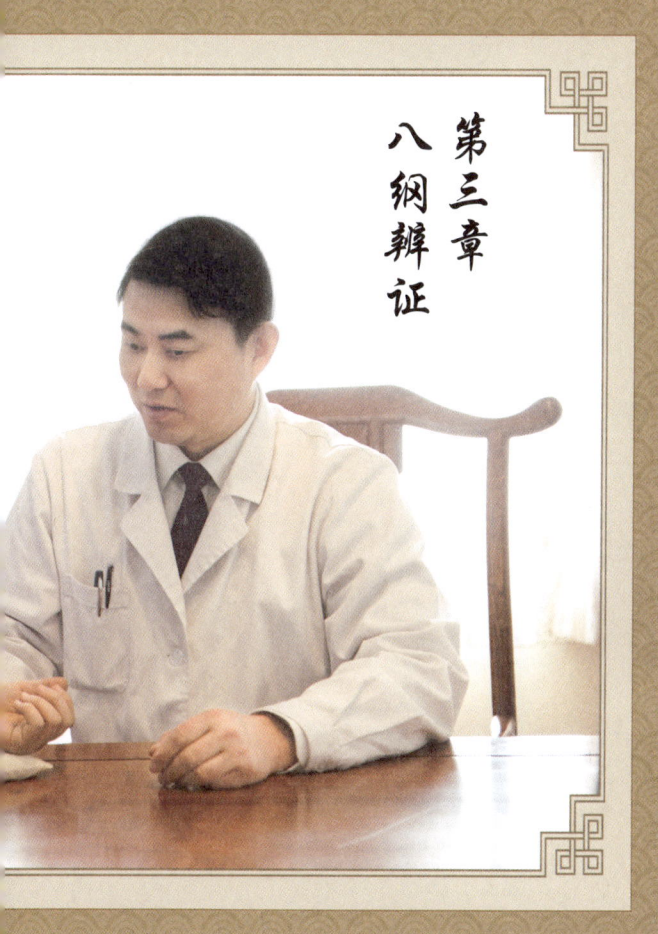

[表里辨证]

表里是辨别疾病病位内外和病势深浅的一对纲领。表与里是一个相对的概念。一般而论，身体的皮毛、肌腠、经络为外，属表，这些部位受邪，属于表证；脏腑、气血、骨髓为内，属里，这些部位发病，统属里证。表里辨证，在外感病辨证中有重要的意义，可以察知病情的轻重，明确病变部位的深浅，预测病理变化的趋势。

表 证

表证是指六淫疫疠邪气经皮毛、口鼻侵入时所产生的证候。

表证有两个明显的特点：一是外感时邪，表证是由邪气入侵人体所引起；二是病邪轻，病位在皮毛肌腠，病轻易治。

临床表现

恶寒、发热、头身疼痛，舌苔薄白，脉浮，兼有鼻塞、流涕、咳嗽、咽喉痒痛等症。

证候分析

由于六淫邪气客于肌表，阻遏卫气的正常宣发，郁而发热。卫气受遏，失去温养肌表的功能，肌表得不到正常的温煦，故见恶寒。邪气郁滞经络，使气血运行不畅，致头身疼痛。肺主皮毛，鼻为肺窍，邪气从皮毛、口鼻而入肺，肺系皆受邪气，肺气失宣，故鼻塞、流涕、咳嗽、咽喉痒痛诸症常常并见。邪气在表，未伤及里，故舌苔可无变化，仍以薄白为主。正气奋起抗邪，脉气鼓动于外，故脉浮。

里 证

里证是疾病深在于里（脏腑、气血、骨髓）的一类证候。它与表证相对而言。多见于外感病的中、后期或内伤疾病。

里证的成因，大致有三种情况：一是表邪内传入里，侵犯脏腑所致；二是外邪直接侵犯脏腑而成；三是七情刺激、饮食不节、劳逸过度等因素，损伤脏腑，引起功能失调，气血逆乱而致病。里证的范围甚广，除了表证以外，其他疾病都可以说是里证。

临床表现

里证病因复杂，病位广泛，症状繁多，常以或寒或热，或虚或实的形式出现。常见壮热恶热或微热潮热，烦躁神昏，口渴引饮，或畏寒肢冷，蜷卧神疲，口淡多涎，大便秘结，小便短赤，或大便溏泄，小便清长，腹痛呕恶，苔厚脉沉。

> **证候分析**

就热型与寒象看，里证当是但热不寒或但寒不热。热可以是壮热恶热，微热潮热。寒象表现为畏寒，得衣被可以缓解，此乃由于机体自身阳气不足或寒邪内侵，损伤阳气，阳虚生寒的结果。烦躁神昏是实热扰乱心神的表现。口渴引饮、小便短赤是实热耗伤津液。大便秘结是由于热结肠道，津液枯竭，传导失司所致。阳气不足者多见蜷卧神疲，虚寒者即见口淡多涎，脾虚不运者可见大便溏泄。腹属阴，为脏腑所居之处，该部症状如腹痛呕吐、便秘溏泄、小便短赤或清长，均是里病的标志。苔厚脉沉均为疾病在内之征。

半表半里证

半表半里证是指病变既非完全在表，又未完全入里，病位处于表里进退变化之中，以寒热往来等为主要表现的证。

> **临床表现**

寒热往来，胸胁苦满，心烦喜呕，默默不欲饮食，口苦，咽干，目眩，脉弦。

> **证候分析**

半表半里证在六经辨证中通常称为少阳病

证,多为外感病邪由表入里的过程中,邪正分争,少阳枢机不利所表现的证。其证候分析详见"六经辨证"中的"少阳病证"。

表证、半表半里证与里证的辨别,主要以寒热特点、脏腑症状是否突出及舌象、脉象等的变化为鉴别要点,详见表3-1。

表3-1 表证、半表半里证与里证的鉴别要点

鉴别要点	表证	半表半里证	里证
寒热	恶寒发热	寒热往来	但热不寒或但寒不热
脏腑症状	不明显	胸胁苦满等	明显
舌象	变化不明显	变化不明显	多有变化
脉象	浮脉	弦脉	沉脉或其他脉象

表证和里证的关系

人体的肌肤与脏腑,是通过经络的联系、沟通而表里相通的。疾病发展过程中,在一定的条件下,可以出现表里证错杂和相互转化,如表里同病、表邪入里、里邪出表等。

【表里同病】

表证和里证在同一时期出现，称表里同病。这种情况的出现，除初病既见表证又见里证外，多因表证未罢，又及于里，或本病未愈，又加标病，如本有内伤，又加外感，或先有外感，又伤饮食之类。

【表邪入里】

凡病表证，表邪不解，内传入里，称为表邪入里。多因机体抗邪能力降低，或邪气过盛，或护理不当，或误治、失治等因素所致。例如，凡病表证，本有恶寒发热，若恶寒自罢，不恶寒而反恶热，并见渴饮、舌红苔黄、尿赤等症，便是表邪入里的证候。

【里邪出表】

某些里证，病邪从里透达于外，称为里邪出表。这是由于治疗与护理得当，机体抵抗力增强的结果。例如，内热烦躁，咳逆胸闷，继而发热汗出，或斑疹白㾦外透，这是病邪由里达表的表现。

[寒热辨证]

寒热是辨别疾病性质的两个纲领。寒证与热证反映机体阴阳的偏盛与偏衰。阴盛或阳虚表现为寒证；阳盛或阴虚表现为热证。寒热辨证在治疗上有重要意义。

寒证

寒证，是疾病的本质属于寒性的证候，可以由感受寒邪而致，也可以由机体自身阳虚阴盛而致。

临床表现

各类寒证的证候表现不尽一致，但常见的有：恶寒喜暖，面色㿠白，肢冷蜷卧，口淡不渴，痰、涎、涕清稀，小便清长，大便稀溏，舌淡苔白而润滑，脉迟或紧等。

证候分析

阳气不足或为外寒所伤，不能发挥其温煦形体的作用，故见形寒肢冷、蜷卧、面色㿠白。阴寒内盛，津液不伤，所以口淡不渴。阳虚不能温化水液，以致痰、涎、涕、尿等排出物皆澄澈清冷。寒邪伤脾，或脾阳久虚，则运化失司，而见大便稀溏。阳虚不化，寒湿内生，则舌淡苔白而润滑。阳气虚弱，鼓动血脉运行之力不足，故脉迟；寒主收引，受寒则脉道收缩而拘急，故见脉紧。

热证

热证，是疾病的本质属于热性的证候。可以由感受热邪而致，也可以由机体自身阴虚阳亢而致。

临床表现

各类热证的证候表现也不尽一致，但常见的有：恶热喜冷，口渴喜冷饮，面红目赤，烦躁不宁，痰、涕黄稠，吐血衄血，小便短赤，大便干结，舌红苔黄而干燥，脉数等。

证候分析

阳热偏盛，则恶热喜冷。火热伤阴，津液被耗，故小便短赤，津伤则需引水自救，所以口渴喜冷饮。火性上炎，则见面红目赤。热扰心神，则烦躁不宁。津液被阳热煎熬，则痰、涕等分泌物黄稠。火热之邪灼伤血络，迫血妄行，则吐血衄血。肠热津亏，传导失司，势必大便干结。舌红苔黄为热证，舌干少津为伤阴。阳热亢盛，血行加速，故见数脉。

寒证与热证的鉴别要点见表 3-2。

表 3-2 寒证与热证的鉴别要点

鉴别要点	寒证	热证
寒热喜恶	恶寒喜温	恶热喜凉
四肢	冷	热
口渴	不渴	渴喜冷饮
面色	白	红
大便	稀溏	干结
小便	清长	短黄
舌象	舌淡苔白润	舌红苔黄燥
脉象	迟或紧	数

辨别寒证与热证，不能孤立地根据某一症状作判断，要对疾病的全部表现进行综合观察、分析，尤其是寒热的喜恶，口渴与不渴，面色的赤白，四肢的凉温，以及二便、舌象、脉象等方面更应细致观察。

寒证和热证的关系

寒证和热证虽有本质的不同，但又相互联系，它们既可以在同一患者身上同时出现，表现为寒热错杂的证候，又可以在一定的条件下互相转化，出现寒证化热、热证转寒。在疾病发展过程中，特别是危重阶段，有时还会出现假寒或假热的现象。

【寒热错杂】

在同一患者身上同时出现寒证和热证，呈现寒热交错的现象，称为寒热错杂。寒热错杂有上下寒热错杂和表里寒热错杂的不同。

上下寒热错杂

患者身体上部与下部的寒热性质不同，称为上下寒热错杂，包括上寒下热和上热下寒两种情况。上下是一个相对的概念。如以膈为界，则胸为上，腹为下。而腹部本身，上腹胃脘又为上，下腹膀胱、大小肠等又属下。

上寒下热	患者在同一时间内，上部表现为寒，下部表现为热的证候。例如，胃脘冷痛，呕吐清涎，同时又兼见尿频、尿痛、小便短赤，此为寒在胃而热在膀胱之证候。此即中焦有寒，下焦有热，就其相对位置而言，中焦在下焦之上，所以属上寒下热的证型。
上热下寒	患者在同一时间内，上部表现为热，下部表现为寒的证候。例如，胸中有热，肠中有寒，既见胸中烦热、咽痛、口干的上热证，又见腹痛喜暖、大便稀溏的下寒证，就属上热下寒证。

表里寒热错杂

患者表里同病而寒热性质不同，称为表里寒热错杂。包括表寒里热和表热里寒两种情况。

表寒里热	患者表里同病，寒在表热在里的一种证候。常见于本有内热，又外感风寒，或外邪传里化热而表寒未解的病证。例如，恶寒发热、无汗、头痛身痛、气喘、烦躁、口渴、脉浮紧即是寒在表而热在里的证候。
表热里寒	患者表里同病，表有热里有寒的一种证候。常见于素有里寒而复感风热；或表热证未解，误下以致脾胃阳气损伤的病证。如平素脾胃虚寒，

> 又感风热，临床上既能见到发热、头痛、咳嗽、咽喉肿痛的表热证，又可见到大便溏泄、小便清长、四肢不温的里寒证。

寒热错杂的辨证，除了要辨别上下、表里的部位之外，关键在于分清寒热的多少。寒多热少者，应以治寒为主，兼顾热证；热多寒少者，应以治热为主，兼顾寒证。

【寒热转化】

寒热转化是指寒证或热证在一定条件下相互转化，形成相反的证。寒证化热提示阳气旺盛，热证转寒提示阳气衰惫。

寒证化热

患者先有寒证，后来出现热证，热证出现后，寒证便渐渐消失，这就是寒证化热。多因机体阳气偏盛，寒邪从阳化热所致；也可见于治疗不当，过服温燥药物的患者。

热证转寒

患者先有热证，后来出现寒证，寒证出现后，热证便渐渐消失，这就是热证转寒。多因邪盛或正虚，正不胜邪，机能衰败所致；也见于误治、失治，损伤阳气的患者。这种转化可缓可急。

【寒热真假】

当寒证或热证发展到极点时,有时会出现与疾病本质相反的一些假象,如"寒极似热""热极似寒",即所谓真寒假热、真热假寒。这些假象常见于病情危笃的严重关头,如不细察,往往容易贻误生命。

真寒假热

真寒假热是内有真寒而外见假热的证候。其产生机制是阴寒内盛格阳于外,阴阳寒热格拒而成,故又称"阴盛格阳",阴盛于内,格阳于外,形成虚阳浮越、阴极似阳的现象。

其表现如身热、面色浮红、口渴、脉大等似属热证,但患者身虽热却反欲盖衣被,渴欲热饮而饮不多,面红时隐时显,浮嫩如妆,不像实热之满面通红,脉大却按之无力。同时还可见到四肢厥冷、下利清谷、小便清长、舌淡苔白等症状。所以,热象是假,阳虚寒盛才是疾病的本质。

真热假寒

真热假寒是内有真热而外见假寒的证候。其产生机制是阳热内盛,阳气闭郁于内,不能布达于四末而形成,或者阳盛于内,拒阴于外,故也称为"阳盛格阴"。根据其阳热闭郁而致手足厥冷的特点，习惯上又把它叫"阳厥"或"热厥"。其内热愈盛则肢冷愈严重，即所谓"热深厥亦深"。

其表现如手足冷、脉沉等，似属寒证，但四肢冷而身热不恶寒反恶热，脉沉数而有力，更见烦渴喜冷饮、咽干、口臭、谵语、小便短赤、大便燥结或热痢下重、舌质红、苔黄而干等症。这种情况的手足厥冷、脉沉就是假寒的现象，而内热才是疾病的本质。

寒热与表里的关系

寒证、热证与表里相互联系，可形成多种证候，除上述表寒里热、表热里寒外，尚有表寒证、表热证、里寒证、里热证，现分述如下。

表寒证

表寒证是寒邪侵袭肌表所致的一种病证。

临床表现

恶寒重，发热轻，头身疼痛，无汗，苔薄白润，脉浮紧。

证候分析

寒邪袭表，卫阳受伤，不能温煦肌表而恶

寒，正与邪争，阳气被遏则发热，寒为阴邪，故恶寒重而发热轻。寒邪凝滞经脉，经气不利，则头身疼痛。寒邪收敛，腠理闭塞，故无汗。苔薄白润，脉浮紧是寒邪束表之象。

【表热证】

表热证是热邪侵袭肌表所致的一种病证。

临床表现

发热，微恶风寒，头痛，口干，微渴，或有汗，舌边尖红赤，脉浮数。

证候分析

热邪犯表，卫气被郁，故发热、恶寒。热为阳邪，故发热重而恶寒轻，且伴口干微渴。热性升散，腠理疏松，则汗出。热邪上扰，则头痛。舌边尖红赤、脉浮数均为温热在表之征。

【里寒证】

里寒证是寒邪内侵脏腑或阳气虚衰的病证。

临床表现

形寒肢冷，面色㿠白，口淡不渴，或渴喜热饮，静而少言，小便清长，大便稀溏，舌质淡，苔白润，脉沉迟。

证候分析

寒邪内侵脏腑损伤阳气，或脏腑功能减退，阳气虚衰，均不能温煦形体，故形寒肢冷、面色㿠白。阴寒内盛，津液不伤，故口淡不渴喜热饮。寒属阴主静，故静而少言。尿清便溏、舌淡苔白润、脉沉迟均为里寒之征。

【里热证】

里热证是热邪内侵脏腑或阴液亏损致虚热内生的病证。

临床表现

面红身热，口渴，喜冷饮，烦躁多言，小便黄赤，大便干结，舌质红，苔黄，脉数。

证候分析

里热亢盛，蒸腾于外，故见面红身热。热伤津液，故口渴喜冷饮。热属阳，阳主动，故躁动不安而多言。热伤津液，故小便黄赤。肠热液亏，传导失司，故大便干结。舌红苔黄、脉数均为里热之征。

[虚实辨证]

虚实是辨别邪正盛衰的两个纲领。虚指正气不足,实指邪气盛实。虚证反映人体正气虚弱而邪气也不太盛。实证反映邪气太盛,而正气尚未虚衰,邪正相争剧烈。

虚证

虚证是对人体正气虚弱各种临床表现的病理概括。虚证的形成,有先天不足、后天失养和疾病耗损等多种原因。

临床表现

各种虚证的表现极不一致,很难全面概括,常见的有:面色淡白或萎黄,精神萎靡,神疲乏力,心悸气短,形寒肢冷,自汗,大便滑脱,小便失禁,舌淡胖嫩,脉虚沉迟,或为五心烦热,消瘦颧红,口咽干燥,盗汗潮热,舌红少苔,脉细数。

证候分析

虚证病机主要表现在伤阳和伤阴两个方面。

若伤阳者,以阳气虚的表现为主。由于阳失温运与固摄无权,所以见面色淡白、形寒肢冷、神疲乏力、心悸气短、大便滑脱、小便失禁等现象。若伤阴者,以阴精亏损的表现为主。由于阴不制阳,失去濡养、滋润的功能,故见手足心热、心烦心悸、面色萎黄或颧红、潮热盗汗等现象。阳虚则阴寒盛,故舌淡胖嫩、脉虚沉迟;阴虚则阳偏亢,故舌红少苔、脉细数。

实证

实证是对人体感受外邪,或体内病理产物堆积而产生的各种临床表现的病理概括。实证的成因有两个方面:一是外邪侵入人体,正气奋起抗邪所致;二是脏腑功能失调,痰饮、水湿、瘀血等病理产物停积于体内所致。

临床表现

由于病因不同,实证的表现亦极不一致,而常见的表现为:发热,腹胀满痛拒按,胸闷,烦躁,甚至神昏谵语,喘息气粗,痰涎壅盛,大便秘结或下痢,里急后重,小便不利,淋沥涩痛,脉实有力,舌质苍老,舌苔厚腻。

证候分析

邪气过盛,正气与之抗争,阳热亢盛,故发热。实邪扰心,或蒙蔽心神,故烦躁,甚则神昏谵语。邪阻于肺,则宣降失常,故胸闷,喘息气粗。痰盛者尚可见痰声辘辘。实邪积于肠胃则腑气不通，大便秘结，腹胀满痛拒按。湿热下攻，可见下痢里急后重。水湿内停，气化不得，所以小便不利。湿热下注膀胱，致小便淋沥涩痛。邪正相争，搏击于血脉，故脉盛有力。湿热蒸腾，则舌苔多见厚腻。

虚证与实证的鉴别要点见表3-3。

表3-3 虚证与实证的鉴别要点

鉴别要点	虚证	实证
病程	较长（久病）	较短（新病）
体质	多虚弱	多壮实
精神	多萎靡	多亢奋
声息	声低息微	声高气粗
疼痛	喜按	拒按
胸腹胀满	按之不痛，胀满时减	按之疼痛，胀满不减
发热	多为潮热、微热	多为高热
恶寒	畏寒，添衣近火得温可减	恶寒，添衣近火得温不减
舌象	舌质嫩，苔少或无	舌质老，苔厚
脉象	无力	有力

虚证和实证的关系

疾病是一个复杂的发展过程,由于体质、治疗、护理等诸因素的影响,虚证与实证常发生虚实夹杂、虚实转化、虚实真假等证候表现,若不加以细察,容易误诊。

【虚实夹杂】

凡虚证中夹有实证,实证中夹有虚证,以及虚实齐见的,都是虚实夹杂,如表虚里实、表实里虚、上虚下实、上实下虚等。

虚实夹杂的证候,由于虚和实夹杂互见,所以在治疗上便有攻补兼施法。但在攻补兼施中还要分别虚实的孰多孰少,因而用药就有轻重主次之分。

【虚实转化】

疾病的发展过程往往是邪正斗争的过程,邪正斗争在证候上的反映,主要表现为虚实的变化。

在疾病过程中,有些本来是实证,由于病邪久留,损伤正气,而转为虚证;有些由于正虚,脏腑功能失常,而致痰、食、血、水等凝结阻滞为患,成为因虚致实。如高热、口渴、汗出、脉洪大之实热证,因治疗不当,日久不愈,可导致津气耗伤,而见肌肉消瘦、面色枯白、不欲饮食、虚羸少气、舌苔光剥、脉细无力等,证已由实转虚。

【虚实真假】

虚证和实证,有真假疑似之分,辨证时要从错杂的证候中辨别真假,以去伪存真,才不致犯"虚虚实实"之戒。辨虚实之真假与虚实之夹杂绝不相同,应注意审察鉴别。

真实假虚

真实假虚指疾病本身属实证,但又出现一些似乎是虚的现象。如热结肠胃,痰食壅滞,大积大聚之实证,却见神情沉静、身寒肢冷、脉沉伏或迟涩等症脉。若仔细辨别则可以发现,神情虽沉静,但语出则声高气粗;脉虽沉伏或迟涩,但按之有力;虽然形寒肢冷,但胸腹久按灼手。导致这类似虚之症脉其原因并不是病体虚弱,而是实邪阻滞经络,气血不能外达之故,因此称这类症脉为假象,古称之为"大实有羸状"。此时治疗仍然应专力攻邪。

真虚假实

真虚假实指疾病本质属虚证,但又出现一些似乎是实的现象。如素体脾虚,运化无力,因而出现腹部胀满而痛、脉弦等症脉。若仔细辨别可以发现，腹虽胀满而有时减轻，不似实证的常满不减；虽有腹痛，但喜按；脉虽弦，但重按无力。导致这些类似实之症脉的原因并不是实邪，而是身体虚弱的结果，故亦稳定为假象。古人所谓"至虚有盛候"，就是指此而言。治疗应用补法。

虚实与表里寒热的关系

虚实常通过表里寒热几个方面反映出来，形成多种证候，临床常见的有表虚、表实、里虚、里实、虚寒、虚热、实寒、实热等类。

【表虚证】

表虚证有两种：一是指感受风邪而致的表证，以恶风、自汗为特征，为外感表虚。二是肺脾气虚，卫气不能固密，肌表疏松，经常自汗，易被外邪侵袭的表虚者，属内伤表虚。

【临床表现】

外感表虚：头痛，项强，发热，汗出，恶风，脉浮缓。

内伤表虚：平时常自汗出，容易感冒，兼有面色淡白、短气、动则气喘、倦怠乏力、纳少便溏、舌淡苔白、脉细弱等气虚表现。

证候分析

表证之表虚证,是感受风邪所致的一种表证,由于风邪外束于太阳经,所以头痛、项强。正气卫外,阳气浮盛,则发热。肌腠疏松,玄府不固,故汗出恶风。风邪在表,故脉浮缓。

里证之表虚证,主要因肺脾气虚所致。肺主皮毛,脾主肌肉,其气虚则肌表疏松,卫气不固,而自汗出。卫外力差,故常常感冒。肺脾气虚,必见气虚的一般表现,如面色淡白、短气、动则气喘、倦怠乏力、纳少便溏、舌淡苔白、脉细弱等。

表实证

表实证是寒邪侵袭肌表所致的一种证候。

临床表现

发热恶寒,头身疼痛,无汗,脉浮紧。

证候分析

感受外邪,阳气向上向外抗邪,便出现发热。邪客于肌表,阻遏卫气的正常宣发,肌表得不到正常的温煦,故见恶寒。邪阻经络,气血流行不畅,而致头身疼痛。寒主收引,营气不能通于表,玄府不通,则无汗。脉象浮紧,是寒邪束表之征。

【里虚证】

里虚证的内容也较多，各脏腑经络、阴阳气血亏损，都属里虚证的范围。里虚证若按其寒热划分，则可分为虚寒证、虚热证两类。

【里实证】

里实证包括的内容也较多，不但有各脏腑经络之分，而且还有各种不同邪气之别。里实证若按寒热划分，亦可分为实寒证、实热证两大类。

【虚寒证】

虚寒证是由于体内阳气虚衰所致的一种证候。

临床表现

精神不振，面色淡白，畏寒肢冷，腹痛喜温喜按，大便溏薄，小便清长，少气乏力，舌质淡嫩，脉微或沉迟无力。

证候分析

本证的病机是阳气虚衰。阳气推动和气化功能不足，则精神不振、面色淡白、少气乏力、舌质淡嫩、脉微或沉迟无力。阳气温煦不足，则畏寒肢冷、腹痛喜温喜按、大便溏薄、小便清长。

【虚热证】

虚热证是由于体内阴液亏虚所致的一种证候。

临床表现

两颧红赤，形体消瘦，潮热盗汗，五心烦热，咽干口燥，舌红少苔，脉细数。

证候分析

人体阴液耗损，故人渐消瘦。阴虚，则不能制阳，虚火内扰，故心烦、手足心热、潮热盗汗。虚火上升，则见两颧红赤、咽干口燥、舌红少苔。阴血不足，故脉细；内有虚热，故脉细兼数。

【实寒证】

实寒证是寒邪（阴邪）侵袭人体所致的一种证候。

临床表现

畏寒喜暖，面色苍白，四肢欠温，腹痛拒按，肠鸣腹泻，或痰鸣喘嗽，口淡多涎，小便清长，舌苔白润，脉迟或紧。

证候分析

寒邪客于体内,阻遏阳气,故畏寒喜暖、四肢欠温。阴寒凝聚,经脉不通,不通则痛,故见腹痛拒按。阳气不能上荣于面,则面色苍白。寒邪困扰中阳,运化失职,故肠鸣腹泻。若为寒邪客肺,则痰鸣喘嗽。口淡多涎,小便清长,舌苔白润,皆为阴寒之征。脉迟或紧,是寒凝血行迟滞的现象。

实热证

实热证是阳热之邪侵袭人体,由表入里所致的实证、热证。

临床表现

壮热喜凉,口渴饮冷,面红目赤,烦躁或神昏谵语,腹胀满痛拒按,大便秘结,小便短赤,舌红苔黄而干,脉洪滑数实。

证候分析

热邪内盛,故身见壮热喜凉。火热上炎,故面红目赤。热扰心神,轻者烦躁,重者神昏谵语。热结胃肠,则腹胀满痛拒按、大便秘结。热伤阴液,则小便短赤、口渴饮冷。舌红苔黄为热邪之征,舌干说明津液受伤。热为阳邪,鼓动血脉,所以脉象洪滑数实。

[阴阳辨证]

阴阳是八纲辨证的总纲。在诊断上，可根据临床上证候表现的病理性质，将一切疾病分为阴阳两个主要方面。它可概括其他六个方面的内容，即表、热、实属阳；里、寒、虚属阴。故有人称八纲为"二纲六要"。

阴证

凡符合"阴"的一般属性的证候，称为阴证。如里证、寒证、虚证概属阴证范围。

临床表现

不同的疾病，所表现的阴证证候不尽相同，各有侧重。一般常见为：面色㿠白或暗淡，精神萎靡，身重蜷卧，形寒肢冷，倦怠无力，语声低怯，纳差，口淡不渴，大便稀溏，小便清长，舌淡胖嫩，脉沉迟或弱或细涩。

证候分析

精神萎靡、乏力、声低是虚证的表现。形寒肢冷、口淡不渴、大便稀溏、小便清长是里寒的表现。舌淡胖嫩、脉沉迟或弱或细涩均为虚寒舌脉。

阳证

凡符合"阳"的一般属性的证,称为阳证。如表证、热证、实证概属于阳证范围。

临床表现

不同的疾病,所表现的阳证证候也不尽相同,各有侧重。一般常见的有:面色红赤,恶寒发热,肌肤灼热,神烦,躁动不安,语声粗浊或骂詈无常,呼吸气粗,喘促痰鸣,口干渴饮,大便秘结、奇臭,小便涩痛、短赤,舌质红绛,苔黄黑生芒刺,脉象浮数、洪大、滑实。

证候分析

恶寒发热并见是表证的特征。面色红赤、神烦躁动、肌肤灼热、口干渴饮等为热证的表现。语声粗浊、呼吸气粗、喘促痰鸣、大便秘结等又是实证的表现。舌质红绛、苔黄黑起刺、脉洪大浮数滑实均为实热之征。

阴证与阳证的鉴别要点见表3-4。

表3-4 阴证与阳证的鉴别要点

项目	阴证	阳证
证候特点	体静神衰,病位在里,多虚寒	体燥神亢,病位在表,多实热

续表

项目	阴证	阳证
望	面色㿠白或暗淡,身重蜷卧,倦怠无力,萎靡不振,舌质淡而胖嫩,舌苔白而润滑	面色潮红或通红,烦躁不安,口唇燥裂,舌质红绛,舌苔厚,甚则燥裂,或黑而生芒刺
闻	语气低微,静而少言,呼吸怯弱,气短	语气壮厉,烦而多言,甚则狂言,呼吸气粗,喘促痰鸣
问	饮食减少,喜温热,口不渴,口淡无味,大便稀溏,小便清长或少	口干口苦,喜凉,燥渴引饮,大便秘结,小便短赤
切	疼痛喜按,身寒足冷,脉沉、细、涩、迟、弱、无力	疼痛拒按,身热足暖,脉浮、洪、滑、数、实而有力

真阴不足与真阳不足

阴虚证也叫虚热证,阳虚证也叫虚寒证。肾为人体阴阳之根本,当阴阳虚日久,或久病,会耗伤肾阴、肾阳而致肾阴不足或肾阳不足之证,即真阴不足、真阳不足。

【真阴不足】

临床表现

虚火上炎,面白颧赤,唇若涂丹,口燥,咽干心烦,手足心热,头晕眼花,耳鸣,腰腿酸软无力,骨蒸盗汗,发梦遗精,大便秘结,小便短少,舌红干少苔,脉细数无力。

证候分析

病程日久,损伤阴精,累及真阴,阴不制阳,致虚火上炎,出现阴虚之症,故见面白颧赤、唇红、口燥、五心烦热、盗汗便秘、尿少、舌红干少苔、脉细数无力。

同时由于病已伤及肾阴,故出现肾功能异常的症状。如肾生髓、主骨的功能失常,见头晕眼花、腰腿酸软无力、骨蒸。耳失肾阴濡养,则耳鸣如蝉。肾主生殖,虚热内扰精室,故发梦遗精。

【真阳不足】

临床表现

面色㿠白,形寒肢冷,唇舌色淡,口淡多涎,喘咳身肿,自汗,头眩,不欲食,腹大胫肿,大便溏薄或五更泄泻,阳痿早泄,精冷不育,或宫冷不孕,舌淡胖嫩,苔白滑,脉沉迟无力。

证候分析

病程日久,损伤阳气,累及真阳,阳不制阴,致阴寒内盛,出现阳虚之症,故见面色㿠白、形寒肢冷、唇舌色淡、口淡多涎、自汗、不欲食、舌淡胖嫩、苔白滑、脉沉迟无力。

同时由于病已伤及肾中之阳,故出现肾功能异常的症状。如肾主纳气、主水的功能失常,则喘咳身肿、腹大胫肿。肾主生殖功能失常,则阳痿早泄、精冷不育、宫冷不孕。肾虚火衰,主二便的功能失常,则五更泄泻。

亡阴与亡阳

亡阴、亡阳是疾病的危险证候,辨证一错,或救治稍迟,死亡立见。亡阴的根本原因是机体内大量脱失津液。亡阳的主要病因是阳气亡脱。在临床上,宜分辨亡阴、亡阳之主次,及时救治。

【亡阴】

临床表现

身热肢暖,烦躁不安,口渴咽干,唇干舌燥,肌肤皱瘪,小便极少,舌红干,脉细数无力。通常以大汗淋漓为亡阴的特征,其汗温、咸而稀(吐、下之亡阴,有时可无大汗出)。

证候分析

阴液耗竭,失去濡润之功,故口渴咽干、唇干舌燥、肌肤皱瘪。津液化源告竭,故小便极少。阴虚则内热,故身热肢暖。虚热上犹,则烦躁不安。舌红干、脉细数无力为津枯虚热之象。

大汗淋漓多发生于原来为热病之患者,热邪逼迫则汗液外泄,也可见于治疗不当,发汗太过的患者。此时,大汗出既是亡阴之因,又是亡阴之症。

【亡阳】

临床表现

汗大出,汗冷、味淡微黏,身凉恶寒,四肢厥冷,蜷卧神疲,口淡不渴,或喜热饮,舌淡白润,脉微欲绝。

证候分析

亡阳发生在各种原因所致的阳气虚弱以致

亡脱的阶段。

　　阳虚固摄无权，故腠理开而汗大出，汗冷、味淡微黏，此乃亡阳的必备症状。阳虚则寒，故身凉恶寒、四肢厥冷。人体机能活动低下，则见蜷卧神疲。口淡、舌淡白、脉微欲绝均为阳微虚寒之征。

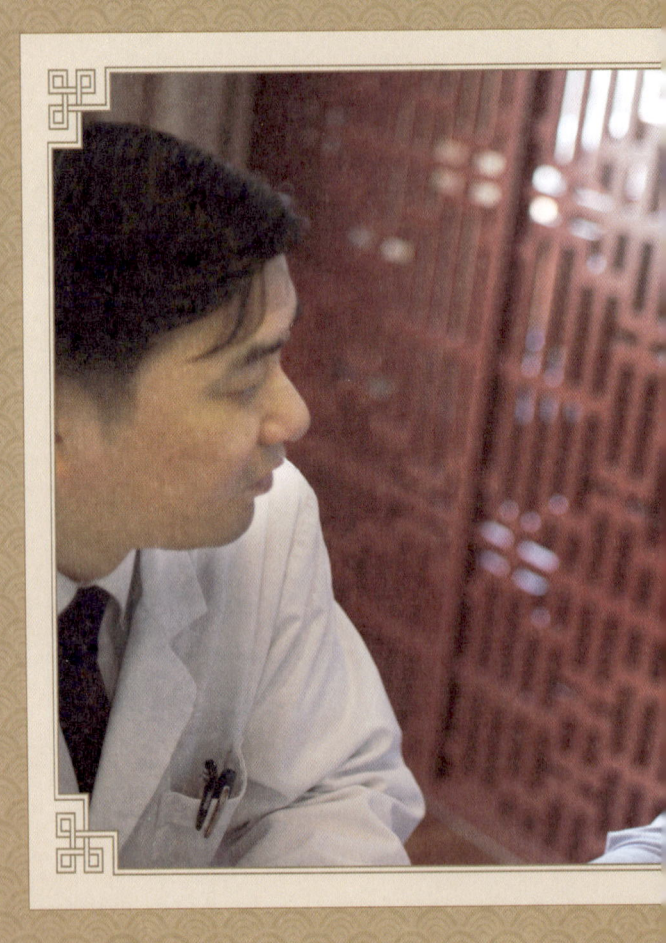

第四章 病因与气血津液辨证

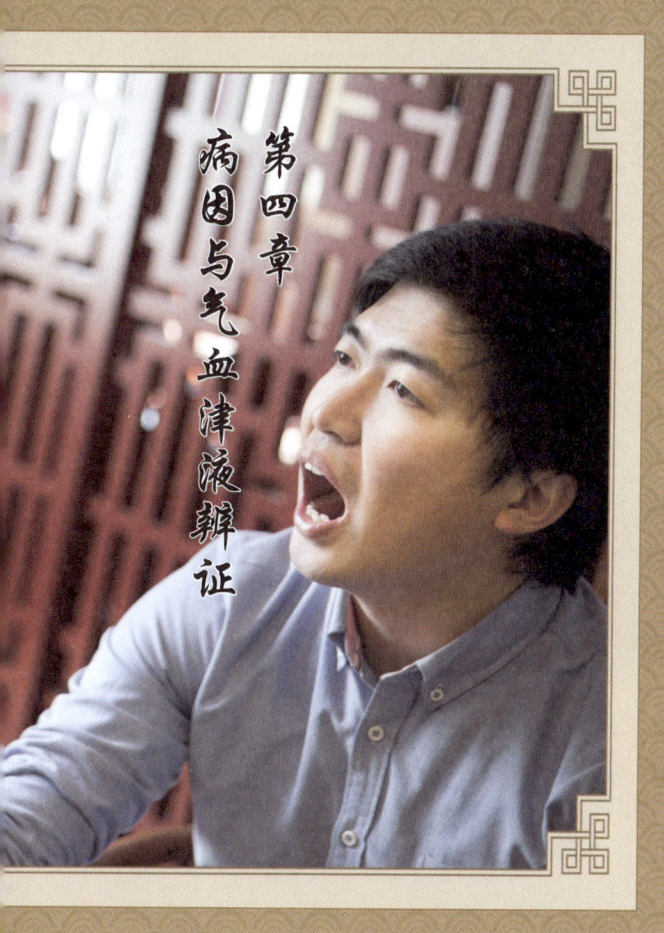

[病因辨证]

病因辨证是识别疾病属于何种因素所致的一种辨证方法,可分为六淫疫疠、七情、饮食、劳逸、房劳以及外伤等。

六淫疫疠证候

六淫包括风、寒、暑、湿、燥、火六种外来的致病邪气。疫疠为自然界一种特殊的病邪,其致病具有传染性强,并迅速蔓延流行的特点。

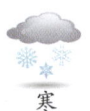

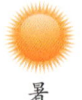

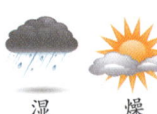

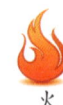

风　寒　暑　湿　燥　火

风淫证

风淫证,是指因感受风邪而引起的一类病证。因风为百病之长,其性轻扬开泄,善行数变,故具有发病急、消退快、游走不定的特点。

临床表现

恶风,微发热,汗出,咳嗽,鼻塞流涕,苔薄白,脉浮缓;或肢体、颜面麻木不仁,口眼歪斜;或颈项强直,四肢抽搐;或突起风团,皮肤瘙痒。

证候分析

　　风邪袭表，伤人卫气，使腠理开阖失常，故见恶风、发热、汗出。风邪犯肺，肺气失宣，故见咳嗽、鼻塞流涕。脉浮缓、苔薄白，为风邪犯卫之证候。风邪侵袭经络，经气阻滞不通，则见麻木、口眼歪斜、颈项强直、四肢抽搐。风邪侵犯肤表，正邪相争，则见突起风团，皮肤瘙痒。

寒淫证

　　寒淫证，是指因感受寒邪引起的一类病证。因寒为阴邪，其性清冷，凝滞收引，故易伤人阳气，阻碍气血运行。

临床表现

　　恶寒重，发热轻，无汗，头痛，身痛，喘咳，鼻塞，苔薄白，脉浮紧；或手足拘急，四肢厥冷，脉微欲绝；或腹痛肠鸣，泄泻，呕吐等。

证候分析

　　寒邪束表，清冷收引，腠理闭塞，卫阳之气被遏而不得宣发，故见恶寒发热、无汗。寒邪郁于经脉，则头痛、身痛。肺合皮毛，皮毛受邪，内舍于肺，肺气失于宣降，故喘咳、鼻塞。脉浮紧、苔薄白，乃寒邪袭于表的征象。若寒邪郁结于筋脉，阳气损伤，壅遏气机，则手足拘急；寒邪凝结，阳气不达四肢，则四肢厥冷；寒凝，气失温煦，筋脉收缩，而脉微欲绝。若寒中于里，损及脾胃之阳，升降失常，运化不利，则见腹痛肠鸣、呕吐、泄泻。

【暑淫证】

暑淫证，是指夏季感受暑邪所致的一类病证。因暑性炎热升散，故为病必见热象，最易耗气伤津，且暑多夹湿，常与湿邪相混成病。

临床表现

伤暑：恶热，汗出，口渴，疲乏，尿黄，舌红，苔白或黄，脉象虚数。中暑：发热，猝然昏倒，汗出不止，口渴，气急，甚或昏迷惊厥，舌绛干燥，脉濡数。

证候分析

伤暑，为感受暑湿之邪，汗出过多，耗伤津气所致。暑性炎热，蒸腾津液，则恶热、汗多而口渴、尿黄。暑病汗多，气随汗泄，故疲乏而脉虚数。暑夹湿邪，湿泛上焦，故苔白或黄。

至于中暑，则是人在夏令烈日之下劳动过久，暑热炎蒸，上扰清窍，内灼神明，因而猝然昏倒。暑热之热，灼气伤津，故发热、口渴、汗出、气急；暑热夹湿，蒙蔽清窍，内陷心包，则神昏；暑热伤津耗气，肝风内动，阳气不达四肢，则惊厥；暑热炽盛，营阴受灼，则舌绛干燥、脉濡数。

【湿淫证】

湿淫证，是指感受湿邪所致的一类病证。因湿性重着、黏滞，易阻碍气机，损伤阳气，故其病变常缠绵留着，不易速去。

临床表现

伤湿，则头胀而痛，胸前作闷，口不作渴，身重而痛，发热体倦，小便清长，舌苔白滑，脉濡或缓；冒湿，则首如裹，遍体不舒，四肢懈怠；湿伤关节，则关节酸痛重着、屈伸不利。

证候分析

伤湿，是湿邪犯表，发于多雨季节外感病初期，亦称表湿证。湿性重着黏滞，阻碍气机，清阳失宣，故见头胀而痛、胸前作闷、体倦、身重而痛等症状。湿邪与卫气相争，故发热、汗出而热不退。湿为阴邪，不伤津液，故口不渴。小便清长，舌苔白滑，脉濡或缓，是湿邪为患之征。

燥淫证

燥淫证,是指感受燥邪所致的一类病证。燥性干涩,容易伤津液,临床有凉燥与温燥之分。

临床表现

凉燥:恶寒重,发热轻,头痛,无汗,咳嗽,喉痒,鼻塞,舌白而干,脉象浮。温燥:身热,微恶风寒,头痛少汗,口渴心烦,干咳痰少,甚或痰中带血,皮肤及鼻咽干燥,舌干苔黄,脉象浮数。

证候分析

凉燥多因深秋气候转凉,燥邪与寒邪合而致病。燥寒袭于肺卫,故见恶寒重、发热轻、头痛、无汗等类似外感风寒表证的现象,又见咳嗽、鼻塞、喉痒舌干、脉象浮等肺燥证候。

温燥则是秋初气候尚热,炎暑未消气候干燥,燥热迫于肺里,灼伤津液,故见发热、微恶风寒、头痛少汗等类似风热表证的现象,又见干咳、痰黏量少,皮肤及鼻咽干燥,口渴心烦等燥热伤津的症状。舌干苔黄,脉浮而数,均为燥热之证。

【火淫证】

火淫证，是指广义火热病邪所致的一类病证。因火热之邪，其性燔灼急迫，为病常见全身或局部有显著热象，容易耗伤阴津，使筋脉失于滋润而动风，亦可迫血妄行而出血。

临床表现

壮热，口渴，面红目赤，心烦，汗出，或烦躁谵妄，衄血，吐血，斑疹，或躁扰发狂，或见痈脓，舌质红绛，脉象洪数或细数。

证候分析

火热之邪侵入气分，则见壮热、口渴、面红目赤、脉洪数。若邪气在气分不解，进入营血，耗血动血，逼血妄行，则吐血、衄血、发斑、发疹。火热壅盛，心肝受灼，则躁扰发狂。火毒壅于血肉之间，积聚不散，则肉腐血败而见痈脓。舌红绛，脉数，是火热深入营血之证候。

【疫疠证】

疫疠证又名温病，是指由感染瘟疫病毒而引起的传染性病证。

临床表现

病初恶寒发热俱重,继之壮热,头身疼痛,面红或垢滞,口渴引饮,汗出,烦躁,甚则神昏谵语,四肢抽搐,舌红绛,苔黄厚干燥或苔白如积粉,脉数有力。若兼有头面、颈部红肿疼痛,咽喉剧痛,为大头瘟。兼有发热,咽喉红肿糜烂疼痛、全身遍布猩红色皮疹,为烂喉痧。兼有咽喉肿痛、覆盖白膜,咳声嘶哑,状如犬吠,吞咽、呼吸困难,为疫喉。兼有腹痛,下痢赤白脓血,里急后重,时时欲泻,为疫毒痢。

证候分析

疫疠之邪从口鼻而入,或内伏膜原,表里分传,故病初即见恶寒发热俱重。疫毒迅速弥漫三焦,则致壮热、头身疼痛。瘟疫疠邪上攻,则见面红、舌红绛。若秽浊疫疠之邪上蒸于舌面,可致苔白如积粉、面色垢滞。热盛迫津外泄,故汗出量多。热扰神明,则见烦躁,重者神昏谵语。热极生风,筋脉拘急,可见四肢抽搐。

若风温毒邪壅滞于少阳胆经,致使气血壅滞于局部,而见头面、颈部红肿疼痛,咽喉剧痛。若疫毒壅滞于肺胃,上攻咽喉,则咽喉红肿糜烂、舌体鲜红;外泄于肌肤,全身遍布猩红色皮疹。若饮食不洁,湿热疫毒侵袭胃肠,阻滞气机,灼伤气血,则致腹痛,时时欲泻,里急后重,下痢赤白脓血。

七情证候

七情，即喜、怒、忧、思、悲、恐、惊七种情志活动。当精神刺激超越了人自身的调节能力时，便可发生疾病。七情证候均见于内伤杂病。

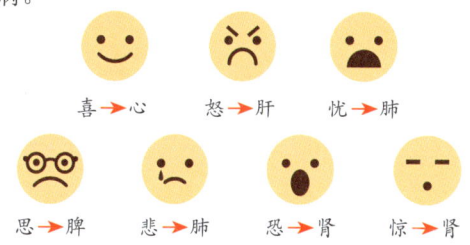

喜→心　　怒→肝　　忧→肺

思→脾　　悲→肺　　恐→肾　　惊→肾

【临床表现】

喜伤，可见精神恍惚，甚则神志错乱，语无伦次，哭笑无常，举止异常，脉缓。

怒伤，则见头晕或胀痛，面红目赤，口苦，胸闷，急躁易怒，两胁胀满或窜痛，或呃逆，呕吐，腹胀，泄泻，甚则呕血、昏厥，脉弦。

忧伤，则情志抑郁，闷闷不乐，食欲不振，脉涩。

思伤，可见头晕目眩，健忘心悸，倦怠失眠多梦，食少，消瘦，腹胀便溏，舌淡，脉缓。

悲伤，则时时呼叹饮泣，精神萎靡不振，面色惨淡，脉结。

恐伤，恐惧不安，心悸失眠，多噩梦，甚

则遗精滑精，二便失禁，脉弱。

惊伤，则情绪不安，表情惶恐，心悸失眠，甚至神志错乱、语言举止失常，脉短或动。

证候分析

喜为心之志，过喜，可使心气涣散，神不守舍，而见精神恍惚，思维不集中。

怒为肝之志，怒则气上，大怒可致肝失疏泄，气机不畅，而致两胁胀痛、胸闷，或见急躁易怒。肝气横逆，克犯脾胃，故腹胀、泄泻。肝气上逆，血随气升，气血并走于上，故致头晕、头痛、面红目赤，甚至气血蒙蔽清窍，而突然昏厥；血随气妄行，则见呕血。

忧愁日久不解，耗伤脏腑之气，故见神疲乏力、情志抑郁、闷闷不乐、食欲不振。

思发于脾而成于心，思虑太过，可使脾气耗伤，心血亏虚。脾气虚则运化失健，则见食少、腹胀便溏。心血不足以养心，致心悸、失眠多梦。

悲伤过度，则使气消，故见面色惨淡，时时吁叹饮泣，精神萎靡不振。

恐则气下，极度恐骇，可使肾之精气下劫，肾气不固，神气不宁，故见恐惧不安，心悸失眠，甚至出现遗精滑精、二便失禁。

惊则气机逆乱，心神不能安藏，则情绪不安、表情惶恐、心悸失眠，重者神志错乱、语言举止失常。

饮食、劳逸、房劳证候

【饮食所伤证】

饮食所伤证，是指饮食不节而致脾胃运化功能失常的一类病证。

临床表现

饮食伤在胃，则胃痛，恶闻食臭，食纳不佳，胸膈痞满，吞酸嗳腐，舌苔厚腻，脉滑有力。饮食伤在肠，则见腹痛、泄泻。若误食毒品，则恶心呕吐，或吐泻交作，腹痛如绞，或见头痛、痉挛、昏迷等。

证候分析

饮食过量，超过了脾胃的运化功能，致食物不能及时腐熟运化，胃气不降，浊气不得下行，则见恶闻食臭、食纳不佳、胸膈痞满、吞酸嗳腐等症状。饮食伤在胃，气滞不通，故胃痛。饮食伤在肠，影响小肠受承和大肠传导的功能，气机不利，则见腹痛、泄泻。误食毒品，骤伤胃肠，气机缭乱，则吐泻交作，甚至出现头痛、痉挛、昏迷等严重中毒的症状。

劳逸所伤证

劳逸所伤证，是指因体力或脑力过度劳累，或过度安逸等所引起的一类病证。

临床表现

过劳，则倦怠乏力，嗜卧，懒言，食欲减退。过逸，则体胖行动不便，动则喘喝，心悸短气，肢软无力。

证候分析

过劳则消耗，致元气损伤，而见倦怠无力、嗜卧、懒言、食欲减退。过逸，则气血运行不畅，脂肪蓄积，身体肥胖，加之肥人多痰，痰湿内阻，故动则心悸短气、喘喝等。

房劳所伤证

房劳所伤证，是指性生活过度，或早婚、产育过多，导致肾亏而表现为生殖系统疾患的一类病证。

临床表现

头晕耳鸣，腰膝酸软，形体消瘦。男子遗精，早泄，阳痿；女子梦交，宫寒不孕，经少经闭，带下清稀量多。

> 证候分析

肾精亏虚,不能滋养形体,则消瘦、腰膝酸软。肾精受伤,无以生髓,脑髓不充,元神失养,故头晕耳鸣。肾主生殖,阳虚火衰,故男子阳痿、早泄,女子宫寒不孕、经少经闭。肾虚则带脉不束,故带下清稀量多。阴虚不能制阳,虚火内生,扰动精室,故男子遗精、女子梦交。

外伤证候

外伤证候,是指外受创伤,如金刃、跌打、兽类咬伤及毒虫蜇伤等所引起的局部症状及整体所反映的证候。

外伤致病主要伤及皮肉筋骨,导致气血瘀滞。其次为染毒,毒邪入脏,神明失主,甚至危及生命。

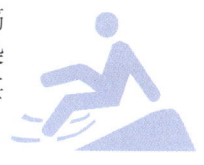

[气血津液辨证]

气血津液辨证,是运用脏腑学说中气血津液的理论,分析气、血、津液所反映的各科病证的一种辨证诊病方法。

气病辨证

气的病证很多,《素问·举痛论》说"百病生于气也",指出了气病的广泛性。气病以气的功能减退、气机失调为基本病机,临床常见证型有气虚证、气陷证、气滞证、气逆证等。

气虚证

临床表现

少气懒言,神疲乏力,头晕目眩,自汗,活动时诸症加剧,舌淡苔白,脉虚无力。

证候分析

人体脏腑组织功能活动的强弱与气的盛衰有密切关系,气盛则机能旺盛,气衰则机能活动减退。由于元气亏虚,脏腑组织机能减退,所以气少懒言、神疲乏力。气虚推动乏力,清阳不升,不能温养头目,则头晕目眩。气虚毛窍疏松,外卫不固,则自汗。劳则耗气,故活动时诸症加剧。气虚无力鼓动血脉，血不上营于舌，而见舌淡苔白。运血无力，故脉象按之无力。

【气陷证】

临床表现

头晕目花，少气倦怠，久痢久泄，腹部有坠胀感，内脏下垂，脱肛或子宫脱垂等，舌淡苔白，脉弱。

证候分析

气虚则机能衰退，故少气倦怠。清阳之气不能升举，所以头晕目花。脾气不健，清阳下隐，则久痢久泄。气陷于下，以致诸脏器失其升举之力，故见腹部坠胀，内脏下垂，脱肛或子宫脱垂等证候。气虚血不足，则舌淡苔白、脉弱。

【气滞证】

临床表现

胸胁、脘腹等处胀闷疼痛，攻窜阵发，脉象多弦，舌象无明显变化。

证候分析

气机以畅顺为贵，一有郁滞，轻则胀闷，重则疼痛，而常攻窜发作，无论郁于脏腑、经络、肌肉、关节，都能反映这一特点。脉弦为气机不利，脉气不舒之象。

同时由于引起气滞的原因不同，因而胀、痛出现的部位也各有不同。如食积阻滞则脘腹胀闷疼痛；若肝气郁滞则胁肋窜痛。当然气滞于经络、肌肉，又必然与经络、肌肉部位有关。

【气逆证】

临床表现

肺气上逆，则见咳嗽喘息；胃气上逆，则见呃逆、嗳气、恶心、呕吐；肝气上逆，则见头痛、眩晕、昏厥、呕血等。

证候分析

气机逆而向上为辨证要点。

肺气上逆，多因感受外邪或痰浊壅滞，使肺气不得宣发肃降，上逆而发喘咳。胃气上逆，可由寒饮、痰浊、食积等停留于胃，阻滞气机，或外邪犯胃，使胃失和降，上逆而为呃逆、嗳气、恶心、呕吐。肝气上逆，多因郁怒伤肝，肝气升发太过，气火上逆而见头痛、眩晕、昏厥；血随气逆而上涌，可致呕血。

血病辨证

血病的病机为血液不足或血行失常，临床常见证型有血虚证、血瘀证、血热证、血寒证等。

【血虚证】

临床表现

面白无华或萎黄,唇色淡白,爪甲苍白,头晕眼花,心悸失眠,手足发麻,妇女经血量少色淡,经期错后或闭经,舌淡苔白,脉细无力。

证候分析

本证以面色、口唇、爪甲失其血色及全身虚弱为辨证要点。

人体脏腑组织,赖血液之濡养,血盛则肌肤红润,体壮身强,血虚则肌肤失养,面、唇、爪甲、舌皆呈淡白色。血虚脑髓失养,睛目失滋,所以头晕眼花。心主血脉而藏神,血虚心失所养则心悸,神失滋养而失眠。经络失滋致手足发麻,脉道失充则脉细无力。女子以血为用,血液充盈,月经按期而至,血液不足,经血乏源,故经量减少、经色变淡、经期迁延,甚则闭经。

【血瘀证】

临床表现

疼痛如针刺刀割,痛有定处,拒按,常在夜间加剧。肿块在体表者,色呈青紫;在腹内者,紧硬按之不移。出血反复不止,色泽紫暗,中夹血块,或大便色黑如柏油。面色黧黑,肌肤甲错,口唇爪甲紫暗,或皮下紫斑,或肤表丝状如缕，或腹部青筋外露，或下肢筋青胀痛等。妇女常见经闭。舌质紫暗，或见瘀斑瘀点，脉象细涩。

证候分析

本证以刺痛固定、拒按、肿块坚硬、紫暗体征及脉涩为辨证要点。

瘀血阻滞脉络，"不通则痛"。其痛如针扎刀割乃因瘀血为有形实邪，阻遏气机；痛处固定、拒按为血瘀有形难移之征；夜间阴气主令，血行趋缓而瘀阻加重，故入夜痛甚。离经之血或气滞血凝，聚而成形。体表青紫肿块为血溢脉外，瘀积皮下；腹内癥积乃久病入络，血瘀与痰湿互结，故质地坚硬、推之不移。瘀阻脉络致血不归经，故见出血反复难止；血色紫暗伴血块，大便黑如柏油，皆因离经之血蓄积变性；唇甲紫黑、肌肤紫斑、甲错如鳞、青筋显露为血行瘀滞，肌肤失养之候。女子经闭不行，多因瘀阻胞宫，经血不得下行；经血色紫夹块，为瘀血内阻之明证。舌质紫暗、瘀斑瘀点、脉细涩，反映血行不畅，脉道滞涩之象。

【血热证】

临床表现

咯血、吐血、尿血、衄血、便血，妇女月

经先期、量多，身热、心烦、口渴，舌红绛，脉滑数。

证候分析

本证以出血和全身热象为辨证要点。

血热逼血妄行，血络受伤，故表现为各种出血及妇女月经过多等。火热炽盛，灼伤津液，故身热、口渴。火热扰心神，则心烦。热迫血行，壅于脉络，则舌红绛、脉滑数。

【血寒证】

临床表现

手足或少腹冷痛，肤色紫暗发凉，喜暖怕冷，得温痛减，妇女月经愆期、痛经、经色紫暗、夹有血块，舌紫暗，苔白，脉沉迟涩。

证候分析

本证以局部冷痛、肤色紫暗为辨证要点。

寒为阴邪，其性凝敛，寒邪客于血脉，则使气机凝滞。血行不畅，故见手足或少腹冷痛。血得温则行，得寒则凝，所以喜暖怕冷、得温痛减。寒凝胞宫，经血受阻，故妇女经期推迟、色暗有块。舌紫暗，苔白，脉沉迟涩，皆为寒邪阻滞血脉，气血运行不畅之征。

津液辨证

津液辨证，是分析津液病证的辨证方法。津液病证包括津液亏虚证和水液停聚证。

【津液亏虚证】

临床表现

口渴咽干，唇燥而裂，皮肤干枯无泽，小便短少，大便干结，舌红少津，脉细数。

证候分析

本证以皮肤、口唇、舌咽干燥及尿少便干为辨证要点。

由于津亏则使皮肤、口唇、舌咽失去濡润滋养，故呈干燥不荣之象。津伤则尿液化源不足，故小便短少。大肠失其濡润，故见大便干结。舌红少津、脉细数，皆为津亏内热之象。

【水液停聚证】

水肿

水肿，是指体内水液停聚，泛滥肌肤所引起的面目、四肢、胸腹甚至全身浮肿的病证。临床将水肿分为阳水、阴水两大类。

阳水

临床表现	眼睑先肿，继而头面，甚至遍及全身，按之没指，小便短少，来势迅速；皮肤薄而光亮；并兼有

	恶寒、发热、无汗、舌苔薄白、脉象浮紧，或兼见咽喉肿痛、舌红、脉象浮数。
证候分析	本证以发病急，来势猛，先见眼睑头面水肿，上半身肿甚者为辨证要点。 风邪侵袭，肺卫受病，宣降失常，通调失职，以致风遏水阻，风水相搏，泛溢于肌肤而成水肿。风为阳邪，上先受之，风水相搏，故水肿起于眼睑头面，继而遍及肢体。若由水湿浸渍，脾阳受困，运化失常，水泛肌肤，塞阻不行，则渐致全身水肿。水湿内停，三焦决渎失常，故见小便短少。水湿日甚而无出路，泛溢肌肤，所以肿势日增，按之没指。若伴见恶寒、发热、无汗、舌苔薄白、脉浮紧，为风水偏寒之征；如兼有咽喉肿痛、舌红、脉浮数，是风水偏热之象。

阴水

临床表现	身肿，腰以下为甚，按之凹陷不易恢复，脘闷纳呆，腹胀，大便稀溏，面色㿠白，神疲肢倦，小便短少，舌淡，苔白滑，脉沉缓，或水肿日益加剧，四肢厥冷，畏寒神疲，面色白，苔白滑，脉沉迟无力。
临床表现	本证以发病较缓，足部先肿，腰以下肿甚，按之凹陷不起为辨证要点。 由于脾主运化水湿，肾主水，所以脾虚或肾虚均

能导致水液代谢障碍，下焦水湿泛滥而为阴水。阴盛于下，故水肿起于足部，并以腰以下为甚，按之凹陷不起。脾虚及胃，中焦运化无力，故见脘闷纳呆、腹胀便溏。脾主四肢，脾虚水湿内渍，则神疲肢倦。腰为肾之府，肾虚则水气内盛，故腰膝冷痛。肾阳不足，命门火衰，故四肢厥冷，畏寒神疲。阳虚不能温煦于上，故见面色㿠白。舌淡胖，苔白滑，脉沉迟无力，为脾肾阳虚，寒水内盛之象。

痰饮

痰证和饮证是由于脏腑功能失调以致水液停滞所产生的病证。

痰证

临床表现	咳嗽咳痰，痰质黏稠，胸脘满闷，纳呆呕恶，头晕目眩，或神昏癫狂，喉中痰鸣，或肢体麻木，见瘰疬、瘿瘤、乳癖等，舌苔白腻，脉滑。
证候分析	临床表现多端，在辨证上除掌握不同病变部位反应的特有症状外，一般可结合下列表现作为判断依据：吐痰或呕吐痰涎，或神昏时喉中痰鸣，或肢体麻木，或见痰核，苔腻，脉滑等。痰阻于肺，宣降失常，肺气上逆，则咳嗽咳痰。痰湿中阻，气机不畅，则见脘闷、纳呆呕恶等。痰浊蒙蔽清窍，清阳不升，则头晕目眩。痰迷心神，则见神昏，甚或发为癫狂。痰停经络，

气血运行不利，可见肢体麻木；停聚于局部，则可见瘰疬、瘿瘤、乳癖、痰核等。苔白腻、脉滑皆痰湿之征。

饮证

临床表现

咳嗽气喘，痰多而稀，胸闷心悸，甚或倚息不能半卧，或脘腹痞胀，水声辘辘，泛吐清水，或头晕目眩，小便不利，肢体浮肿，沉重酸困，苔白滑，脉弦。

证候分析

本证主要以饮停心肺、胃肠、胸胁、四肢的病变为主。

饮停于肺，肺气上逆则见咳嗽气喘，胸闷或倚息不能半卧。水饮凌心，心阳受阻则见心悸。饮停胃肠，气机不畅，则脘腹痞胀、水声辘辘。胃气上逆，则泛吐清水。水饮留滞于四肢肌肤，则肢体浮肿、沉重酸困、小便不利。饮阻清阳，则头晕目眩；饮为阴邪，故苔见白滑；饮阻气机，则脉弦。

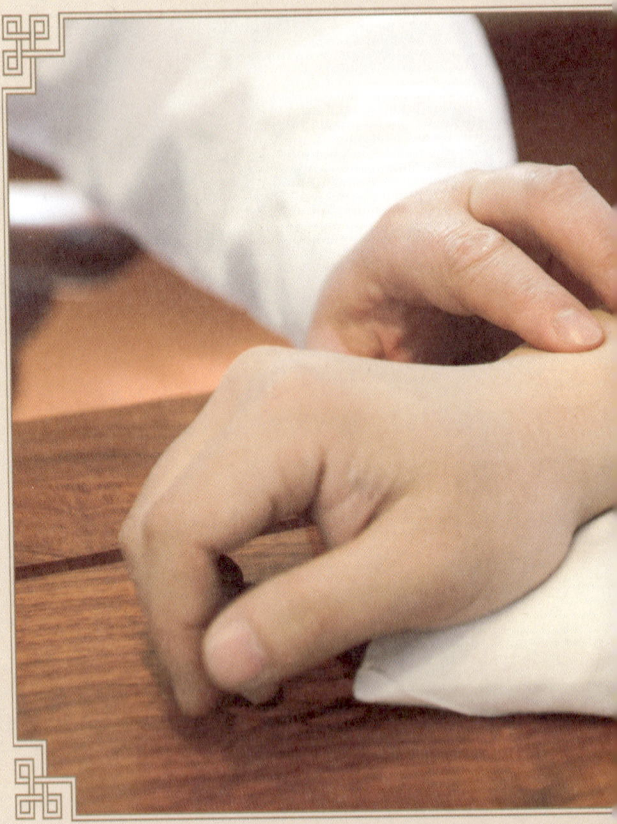

第五章 脏腑辨证

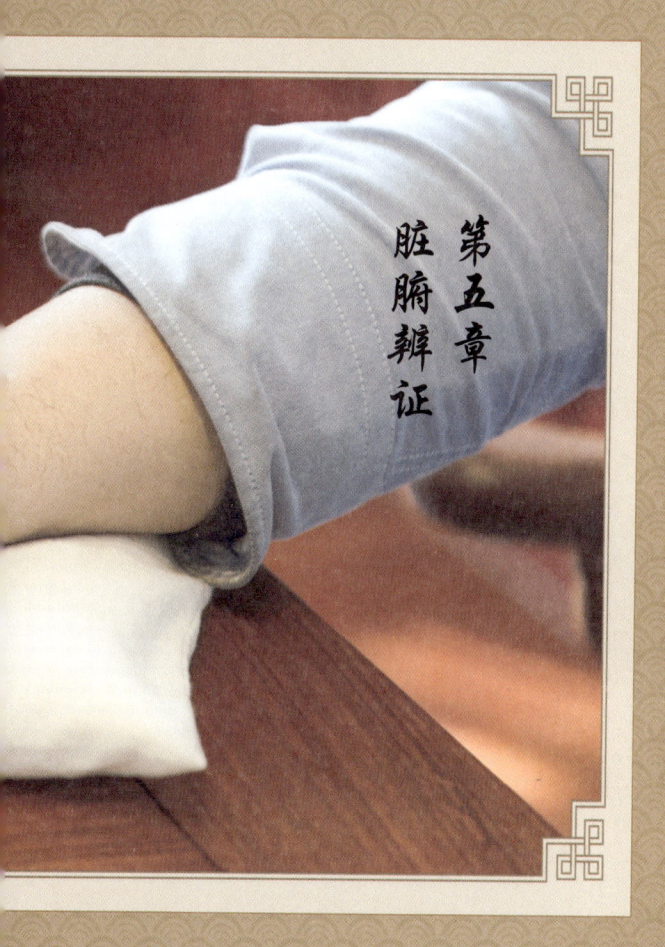

心、肺、脾、肝、肾为五脏，其特点为实质性器官，其主要功能是化生和贮藏气血精津液。胆、胃、小肠、大肠、膀胱、三焦为六腑，其特点是为空腔性器官，其主要功能是受纳和腐熟水谷，传化和排泄糟粕。正如《素问·五脏别论》说："所谓五脏者，藏精气而不泻也，故满而不能实；六腑者，传化物而不藏，故实而不能满也。"

此外，将脑、髓、骨、脉、胆、女子胞称为奇恒之腑，"奇"是异的意思，"恒"是常的意思，因其形同于腑，功同于脏，故有其特殊性。其中胆，有一般腑"泻而不藏"的共性，故为六腑之一，但其排泄的胆汁，并非糟粕，而是精汁，又与一般腑有所不同，故又属于"奇恒之腑"。

脏腑辨证，是根据脏腑的生理功能、病理表现，对疾病证候进行归纳，借以推究病机，判断病变的部位、性质、正邪盛衰情况的一种辨证方法，是临床各科的诊断基础，是辨证体系中的重要组成部分。

脏腑辨证，包括脏病辨证、腑病辨证及脏腑兼病辨证。其中脏病辨证是脏腑辨证的主要内容。由于临床上单纯的腑病较为少见，多与一定的脏病有关，故将腑病编入相关病中进行讨论。

心病与小肠病辨证

心居胸中,心包络围护于外,为心主的宫城。其经脉下络小肠,两者相为表里,心主血脉,又主神明,开窍于舌。小肠分清泌浊,具有化物的功能。

心的病证有虚实之分。虚证多由久病伤正、禀赋不足、思虑伤心等因素,导致心气心阳受损,心阴、心血亏耗;实证多由痰阻、火扰、寒凝、瘀滞、气郁等引起。

心的病变主要表现为血脉运行失常及精神意识思维改变等方面。心悸、心痛、失眠、神昏、精神错乱、脉结代或促等症常是心的病变。小肠病变主要反映在清浊不分、转输障碍等方面,如小便失常、大便溏泄等。

【心气虚证、心阳虚证与心阳暴脱证】

心气虚证是指心脏功能减退所表现的证候。凡禀赋不足、年老体衰、久病或劳心过度均可引起此证。

心阳虚证是指心脏阳气虚衰所表现的证候。凡心气虚甚、寒邪伤阳、汗下太过等均可引起此证。

心阳暴脱证是指阴阳离绝,心阳骤越所表现的证候。凡病情危重、危症险症均可出现此证。

临床表现

心悸怔忡，胸闷气短，精神疲倦，或有自汗，活动后诸症加重，面色淡白或㿠白，舌淡苔白，脉虚，为心气虚。若兼见畏寒肢冷，心痛，面唇青紫，舌淡胖或紫暗，苔白滑，脉弱或结、代，为心阳虚。若突然冷汗淋漓，四肢厥冷，呼吸微弱，面色苍白，口唇青紫，心痛剧烈，神志模糊或昏迷，则是心阳暴脱的危象。

证候分析

心气虚证以心脏及全身功能活动衰弱为辨证要点。心阳虚证以在心气虚证的基础上出现虚寒症状为辨证要点。心阳暴脱证以在心阳虚证的基础上出现虚脱亡阳症状为辨证要点。

心气虚证的主要特征是心脏及全身功能活动衰弱。心气虚，鼓动乏力，心动失常，则心悸怔忡。宗气衰少，功能减退，则胸闷气短，精神疲倦。气虚卫外不固，动则气耗，则自汗，活动劳累后诸症加剧。气虚运血无力，气血不足，血脉不荣，则面色淡白，舌淡，脉虚。

心阳虚证则在心气虚的基础上表现出虚寒症状。心阳虚衰，推动、温运无力，心动失常，则心悸怔忡。心阳虚衰，宗气衰少，胸阳不展，则胸闷气短。心脉失其温通而痹阻不畅，则心痛。阳虚温煦失职，卫外不固，则畏寒肢冷，自汗。温运乏力，面部血脉失充，血行不畅，则面色㿠白或面唇青紫，舌质紫暗，脉弱或结、代。阳虚水湿不化，则舌淡胖嫩。

　　心阳暴脱证是在心阳虚的基础上出现虚脱亡阳的症状。心阳衰亡，不能外固，则冷汗淋漓。不能温煦四肢，则四肢厥冷。宗气外泄，不司呼吸，则呼吸微弱。阳气外脱，脉道失充，运血无力，不能上输头面，则面色苍白。阳衰血脉失于温通，则心痛剧烈，口唇青紫。心神涣散，则神志模糊，甚则昏迷。

【心血虚证与心阴虚证】

　　心血虚证是指心血不足，不能濡养心脏所表现的证候。

　　心阴虚证是指心阴不足，不能濡养心脏所表现的证候。

临床表现

　　心悸怔忡，失眠多梦，为心血虚证与心阴虚证的共有症。若兼见眩晕、健忘、面色淡白无华或萎黄、口唇色淡、舌色淡白、脉象细弱等症，为心血虚证。若见五心烦热、潮热、盗汗、两颧发红、舌红少津、脉细数，为心阴虚证。

证候分析

　　心血虚证以心的常见症状与血证共见为辨证要点。心阴虚证以心的常见症状与阴虚证共见为辨证要点。

血属阴,心阴、心血不足,则心失所养,致心动不安,出现心悸怔忡。神失濡养,致心神不宁,故出现失眠多梦。

血与阴又同中有异,故血虚则不能濡养脑髓,而见眩晕、健忘;不能上荣则见面白无华、唇舌色淡;不能充盈脉道则脉象细弱。阴虚则阳亢,虚热内生,故五心烦热、午后潮热;寐则阳气入阴,营液受蒸则外流而为盗汗;虚热上炎,则两颧发红、舌红少津;脉细主阴虚,数主有热,为阴虚内热的脉象。

【心火亢盛证】

临床表现

心中烦怒,夜寐不安,面赤口渴,溲黄便干,舌尖红绛,或生舌疮,脉数有力,甚则狂躁谵语,或见吐血衄血,或见肌肤疮疡、红肿热痛。

证候分析

本证以心及舌、脉等出现实火内炽的症状为辨证要点。

心火内炽,心神被扰,则心中烦怒、夜寐不安,甚则狂躁谵语。面赤口渴、溲黄便干、脉数有力,均为里热征象。心开窍于舌,心火亢盛,循经上炎,故舌尖红绛或生舌疮。心火炽盛,血热妄行,则见吐血衄血。火毒壅滞脉络,局部气血不畅,则见肌肤疮疡、红肿热痛。

【心脉痹阻证】

临床表现

心悸怔忡，心胸憋闷疼痛，痛引肩背内臂，时发时止。若痛如针刺，并见舌紫暗有紫斑、紫点，脉细涩或结代，为瘀阻心脉。若为闷痛，并见体胖痰多，身重困倦，舌苔白腻，脉沉滑或沉涩，为痰阻心脉。若剧痛暴作，并见畏寒肢冷，得温痛缓，舌淡苔白，脉沉迟或沉紧，为寒凝心脉。若疼痛而胀，且发作时与情志有关，舌淡红，苔薄白，脉弦，为气滞心脉。

证候分析

本证一般以胸部憋闷疼痛、痛引肩背内臂、时发时止为辨证要点。

本证多因正气先虚，阳气不足，心失温养，故见心悸怔忡。由于阳气不足，血液运行无力，容易继发瘀血内阻、痰浊停聚、阴寒凝滞、气机阻滞等病理变化以致心脉痹阻，气血不得畅通而发生心胸憋闷疼痛。手少阴心经循肩背、内臂后缘，出腋下，故疼痛牵引肩背内臂，时发时止。

【痰迷心窍证】

临床表现

面色晦滞，脘闷作恶，意识模糊，语言不清，喉中痰鸣，甚则昏不知人，舌苔白腻，脉滑。

或精神抑郁,表情淡漠,神志痴呆,喃喃自语,举止失常;或突然仆地,不省人事,口吐痰涎,喉中痰鸣,两目上视,手足抽搐,口中如作猪羊叫声。

证候分析

外感湿浊之邪,湿浊郁遏中焦,清阳不升,浊气上泛,故见面色晦滞;胃失和降,胃气上逆,则脘闷作恶。湿邪留恋不化,酝酿成痰,痰随气升,则喉中痰鸣。痰浊上迷心窍,神识受蒙,则意识模糊、语言不清,甚则昏不知人。舌苔白腻、脉滑是痰浊内盛之象。

精神抑郁、表情淡漠、神志痴呆、喃喃自语、举止失常,多由肝气郁结,气郁生痰,痰浊上蒙心窍所致,属于癫证。

突然仆地,不省人事,口吐痰涎,喉中痰鸣,两目上视,手足抽搐,口中如作猪羊叫声,为脏腑功能失调,痰浊内伏心经,时或痰涎上涌而致,属于痫证。

【痰火扰心证】

临床表现

发热气粗,面红目赤,痰黄稠,喉间痰鸣,躁狂谵语,舌红苔黄腻,脉滑数。或见失眠心烦,胸闷痰多,头晕目眩;或见语言错乱,哭笑无常,不避亲疏,狂躁妄动,打人毁物,力逾常人。

证候分析

外感热病中，邪热蒸腾充斥肌肤，故见高热。火势上炎，则面红目赤、呼吸气粗。邪热灼津为痰，故痰黄稠、喉间痰鸣。痰火扰心，心神昏乱，故躁狂谵语。舌红苔黄腻、脉滑数均为痰火内盛之象。

内伤病中，因痰火扰心而见失眠心烦；痰阻气道则见胸闷痰多；清阳被遏故见头晕目眩。

若神志狂乱，气机逆乱，则发为狂证，出现语言错乱、哭笑无常、不避亲疏、狂躁妄动、打人毁物、力逾常人等症状。

【小肠实热证】

临床表现

小便赤涩，尿道灼痛，尿血，心烦口渴，口舌生疮，舌红苔黄，脉数。

证候分析

本证以心火热炽及小便赤涩灼痛为辨证要点。

心与小肠相表里，小肠有分清泌浊的功能，使水液入于膀胱。心热下移小肠，故小便赤涩、尿道灼痛。热甚灼伤阴络，则可见尿血。心火内炽，热扰心神，则心烦。津为热灼，则口渴。心火上炎，则口舌生疮。舌红苔黄、脉数为里热之征。

肺病与大肠病辨证

肺居胸中，经脉下络大肠，与大肠相为表里。肺主气，司呼吸，主宣发肃降，通调水道，外合皮毛，开窍于鼻。大肠主传导，排泄糟粕。

肺的病证有虚实之分，虚证多见气虚和阴虚，实证多见风寒燥热等邪气侵袭或痰湿阻肺所致。大肠病证有湿热内侵、津液不足以及阳气亏虚等。

肺的病变，主要为气失宣降，肺气上逆，或腠理不固及水液代谢方面的障碍，临床上往往出现咳嗽、气喘、胸痛、咯血等症状。大肠的病变主要是传导功能失常，主要表现为便秘与泄泻。

【肺气虚证】

临床表现

咳喘无力，气少不足以息，动则益甚，体倦懒言，声音低怯，痰多清稀，面色㿠白，或自汗畏风，易感冒，舌淡苔白，脉弱。

证候分析

肺主气，司呼吸，肺气不足则咳喘气短，气少不足以息，且动则耗气，所以喘息益甚。肺气虚则体倦懒言、声音低怯。肺气虚不能输布津液，聚而成痰，故痰多清稀。面色㿠白为气虚常见症状。肺气虚不能宣发卫气于肌表，腠理不固，故自汗畏风、易感冒。舌淡苔白、脉弱为气虚之征。

【肺阴虚证】

临床表现

干咳无痰，或痰少而黏，口燥咽干，形体消瘦，午后潮热，五心烦热，盗汗，颧红，甚则痰中带血，声音嘶哑，舌红少津，脉细数。

证候分析

肺阴不足，虚火内生，灼液成痰，胶固难出，故干咳无痰，或痰少而黏。阴液不足，上不能滋润咽喉则口燥咽干，外不能濡养肌肉则形体消瘦。虚热内炽则午后潮热、五心烦热。热扰营阴则盗汗，虚热上炎则颧红，肺络受灼，络伤血溢则痰中带血。喉失津润，则声音嘶哑。舌红少津、脉细数皆为阴虚内热之象。

【风寒犯肺证】

临床表现

咳嗽，痰液稀薄色白，鼻塞流清涕，微有恶寒，轻度发热，无汗，苔薄白，脉浮紧。

证候分析

感受风寒，肺气被束不得宣发，逆而为咳。寒属阴，故痰液稀薄色白。肺气失宣，鼻窍通气不畅，致鼻塞流清涕。邪客肺卫，卫气郁遏，则恶寒。正气抗邪，则发热。毛窍郁闭，则无汗。苔薄白、脉浮紧为感受风寒之征。

【风热犯肺证】

临床表现

咳嗽，痰稠色黄，鼻塞流黄浊涕，身热，微恶风寒，口干咽痛，舌尖红苔薄黄，脉浮数。

证候分析

风热袭肺，肺失清肃，则咳嗽。热邪煎灼津液，故痰稠色黄。肺气失宣，鼻窍津液为风热所熏，故鼻塞不通，流黄浊涕。肺卫受邪，卫气抗邪，则发热。卫气郁遏，故恶风寒。风热上扰，津液被耗，则口干咽痛。舌尖候上焦病变，肺为风热侵袭，所以舌尖发红。苔薄黄、脉浮数皆为风热之征。

【燥邪犯肺证】

临床表现

干咳无痰，或痰少而黏，不易咳出，唇、舌、咽、鼻干燥欠润，或身热恶寒，或胸痛咯血，舌红苔白或黄，脉数。

证候分析

燥邪犯肺，津液被伤，肺不得滋润而失清肃，故干咳无痰，或痰少而黏，不易咳出。伤津化燥，气道失其濡润，所以唇、舌、咽、鼻都见干燥而欠润。肺为燥邪所袭，肺卫失宣，则见身热恶寒。若燥邪化火，灼伤肺络，可见胸痛咯血。燥邪伤津则舌红，邪偏肺卫则苔多白，燥邪袭肺则苔多黄。脉数为燥热之象。

【痰湿阻肺证】

临床表现

咳嗽，痰多质黏色白易咳，胸闷，甚则气喘痰鸣，舌淡苔白腻，脉滑。

证候分析

脾气亏虚，输布失常，水湿凝聚为痰，上渍于肺；或寒湿外袭肺脏使其宣降失常，肺不布津，水液停聚而为痰湿，阻于肺间，肺气上逆，故咳嗽多痰，痰黏色白易于咳出。痰湿阻滞气道，肺气不利，则为胸闷，甚则气喘痰鸣。舌淡苔白腻、脉滑是为痰湿内阻之征。

【大肠湿热证】

临床表现

腹痛，下痢脓血，里急后重，或暴注下泻，色黄而臭，伴见肛门灼热、小便短赤、身热口渴，舌红苔黄腻，脉滑数或濡数。

证候分析

湿热在肠，阻滞气机，故腹痛、里急后重。湿热蕴结大肠，故下痢脓血。湿热之气下迫，故见暴注下泻、肛门灼热。热邪内积，故身热口渴、小便短赤。舌红苔黄腻为湿热之象。湿热为病，有湿重、热重之分，湿重于热，脉象多见濡数；热重于湿，脉象多见滑数。

【大肠津亏证】

临床表现

大便秘结干燥，常数日一行，口干咽燥，或伴见口臭、头晕等症，舌红少津，脉细涩。

证候分析

大肠津亏，肠道失其濡润而传导不利，故大便秘结干燥，难以排出，甚或数日一行。阴伤于内，口咽失润，故口干咽燥。大便日久不解，致口臭、头晕。阴伤则阳亢，故舌红少津。津亏脉道失充，故脉细涩。

【肠虚滑泻证】

临床表现

下利无度，或大便失禁，甚则脱肛，腹痛隐隐、喜按喜温，舌淡苔白滑，脉弱。

证候分析

久泻久痢，阳气虚衰，大肠失其固摄之用，因而下利无度，甚则大便失禁或脱肛。大肠阳气虚衰，故腹痛隐隐、喜按喜温。舌淡苔白滑、脉弱均为阳虚阴盛之象。

脾病与胃病辨证

脾胃共处中焦，经脉互为络属，具有表里的关系。脾主运化水谷，胃主受纳腐熟，脾升胃降，共同完成饮食物的消化吸收与输布，为气血生化之源，后天之本。脾又具有统血、主四肢肌肉的功能。

脾胃病证，皆有寒热虚实之不同。

脾的病变主要反映在运化功能的失常和统摄血液功能的障碍，以及水湿潴留、清阳不升等方面。胃的病变主要反映在食不消化、胃失和降、胃气上逆等方面。

【脾气虚证】

临床表现

纳少腹胀，饭后尤甚，大便溏薄，神疲乏力，少气懒言，面色萎黄，形体消瘦或浮肿，舌淡苔白，脉缓弱。

证候分析

本证以运化功能减退和气虚证共见为辨证要点。

脾气虚弱，运化无能，故纳少；水谷内停，则腹胀；食入则脾气益困，故腹胀尤甚。水湿不化，流往肠中，则大便溏薄。气虚推动无力，则神疲乏力，气短懒言。脾虚失于运化水液，水湿不运，充斥形体，泛溢肌肤，则肥胖、浮肿。脾气不足，久延不愈，可致营血亏虚，而成气血两虚之证，则形体逐渐消瘦、面色萎黄。舌淡苔白、脉缓弱是脾气虚弱之征。

【脾阳虚证】

临床表现

腹胀纳少，腹痛喜温喜按，畏寒肢冷，大便溏薄清稀，或肢体困重，或周身浮肿，小便不利，或白带量多质稀，舌淡胖苔白滑，脉沉迟无力。

证候分析

脾阳虚衰，运化失健，则腹胀纳少。中阳不足，寒凝气滞，故腹痛喜温喜按。阳虚无以温煦，所以畏寒而四肢不温。水湿不化流注肠中，故大便溏薄，且较脾气虚证更为清稀，甚则完谷不化。中阳不振，水湿内停，膀胱气化失司，则小便不利。水湿流溢肌肤，则肢体困重，甚则全身浮肿。妇女带脉不固，水湿下渗，可见白带清稀量多。舌淡胖苔白滑、脉沉迟无力皆为阳虚湿盛之征。

【中气下陷证】

临床表现

脘腹重坠作胀，食后尤甚，或便意频数，

肛门坠重，或久痢不止，甚或脱肛，或子宫下垂，或小便浑浊如米泔，气少乏力，肢体倦怠，声低懒言，头晕目眩，舌淡苔白，脉弱。

证候分析

脾气上升，能升发清阳和升举内脏，气虚升举无力，内脏无托，故脘腹重坠作胀，食入气陷更甚，脘腹更觉不舒。由于中气下陷，故时有便意，肛门坠重，或久痢不止，肛门外脱。脾气升举无力，可见子宫下垂。脾主散精，脾虚气陷致精微不能正常输布而反下流膀胱，故小便浑浊如米泔。中气不足，全身机能活动减退，所以气少乏力、肢体倦怠、声低懒言。清阳不升，则头晕目眩。舌淡苔白、脉弱皆为脾气虚弱的表现。

【脾不统血证】

临床表现

便血，尿血，肌衄，齿衄等，或妇女月经过多、崩漏等，常伴见食少便溏、神疲乏力、少气懒言、面色无华、舌淡苔白、脉细弱等症。

证候分析

脾有统摄血液的功能，脾气亏虚，统血无权，则血溢脉外。溢于肠胃，则为便血；渗于膀胱，则见尿血；血渗毛孔而出，则为肌衄；由齿龈而出，则为齿衄。脾虚统血无权，冲任不固，则妇女月经过多，甚或崩漏。食少便溏、神疲乏力、少气懒言、面色无华、舌淡苔白、脉细弱等症，皆为脾气虚弱之征。

【寒湿困脾证】

临床表现

脘腹痞闷胀痛，食少便溏，泛恶欲吐，口淡不渴，头身困重，面色晦黄，或身目发黄，黄色晦暗如烟熏，或肢体浮肿，小便短少，舌淡胖苔白腻，脉濡缓。

证候分析

寒湿内侵，中阳受困，脾气被遏，运化失司，故脘腹痞闷胀痛、食欲减退。湿注肠中，则大便溏薄。胃失和降，故泛恶欲吐。寒湿属阴邪，阴不耗液，故口淡不渴。寒湿滞于经脉，故见头身困重。湿阻气滞，气血不能外荣，故见面色晦黄。脾为寒湿所困，阳气不宣，胆汁随之外泄，故身目发黄，黄色晦暗如烟熏。湿泛肌肤，可见肢体浮肿。膀胱气化失司，则小便短少。舌淡胖苔白腻、脉濡缓皆为寒湿内盛的表现。

【湿热蕴脾证】

临床表现

脘腹痞闷，纳呆呕恶，口苦口黏，渴不多饮，便溏不爽，小便短黄，肢体困重，或面目肌肤发黄,色泽鲜明如橘子,皮肤发痒,或身热起伏,汗出热不解,舌红苔黄腻,脉濡数。

证候分析

湿热蕴结脾胃,受纳运化失职,升降失常,故脘腹痞闷、纳呆呕恶。脾为湿困,则肢体困重。湿热蕴脾,上蒸于口,则口苦口黏,渴不多饮。湿热蕴脾,交阻下迫,故便溏不爽、小便短黄。湿热内蕴,熏蒸肝胆,致胆汁不循常道,外溢肌肤,故皮肤发痒,面目肌肤发黄,其色鲜明如橘子。湿遏热伏,热处湿中,湿热郁蒸,故身热起伏,汗出而热不解。舌红苔黄腻、脉濡数均为湿热内蕴之象。

【胃阴虚证】

临床表现

胃脘隐痛,饥不欲食,口燥咽干,大便干结,小便短少,或脘痞不舒,或干呕呃逆,舌红少津,脉细数。

证候分析

胃阴不足,则胃阳偏亢,虚热内生,热郁胃中,胃气不和,致胃脘隐痛、饥不欲食。胃阴亏虚,上不能滋润咽喉,则口燥咽干;下不能濡润大肠,故大便干结。阴津亏虚,尿液化源不足,故小便短少。胃失阴液滋润,胃气不和,可见脘痞不舒;阴虚热扰,胃气上逆,可见干呕呃逆。舌红少津、脉细数是阴虚内热的征象。

食滞胃脘证

临床表现

胃脘胀闷疼痛,嗳气吞酸或呕吐酸腐食物,吐后胀痛得减,或矢气频频,臭如败卵,泻下物酸腐臭秽,舌苔厚腻,脉滑。

证候分析

胃气以降为顺,食停胃脘,胃气郁滞,则胃脘胀闷疼痛。胃失和降而上逆,故见嗳气吞酸或呕吐酸腐食物。吐后实邪得消,胃气通畅,故胀痛得减。食浊下移,积于肠道,可致矢气频频,臭如败卵,泻下物酸腐臭秽。舌苔厚腻、脉滑为食浊内积之征。

胃寒证

临床表现

胃脘冷痛,轻则绵绵不已,重则拘急剧痛,遇寒加剧,得温则减,口淡不渴,口泛清水,或恶心呕吐,或伴见胃中水声辘辘,舌淡苔白滑,脉弦或迟。

证候分析

寒邪在胃,胃阳被困,故胃脘冷痛。寒则邪更盛,温则寒气散,故遇寒痛增而得温则减。胃气虚寒,不能温化精微,致水液内停而为水饮,饮停于胃,振之可闻胃中辘辘水声;水饮不化随胃气上逆，可见口淡不渴、口泛清水，或恶心呕吐。舌淡苔白滑、脉弦或迟是内有寒饮的表现。

【胃热证】

临床表现

胃脘灼痛，吞酸嘈杂，或食入即吐，或渴喜冷饮，消谷善饥，或牙龈肿痛、齿衄、口臭，大便秘结，小便短赤，舌红苔黄，脉滑数。

证候分析

热炽胃中，胃气不畅，故胃脘灼痛。肝经郁火横逆犯胃，则吞酸嘈杂，或食入即吐。胃热炽盛，耗津灼液，则渴喜冷饮；胃功能亢进，则消谷善饥。胃络于龈，胃火循经上熏，气血壅滞，故见牙龈肿痛、口臭。血络受伤，血热妄行，可见齿衄。热盛伤津耗液，故见大便秘结、小便短赤。舌红苔黄、脉滑数为胃热内盛之象。

肝病与胆病辨证

肝位于右胁，胆附于肝，肝胆经脉相互络属，肝与胆相表里。肝主疏泄，主藏血，在体为筋，其华在爪，开窍于目，其气升发，性喜条达而恶抑郁。胆贮藏排泄胆汁，以助消化，并与情志活动有关，因而有"胆主决断"之说。

肝的病证有虚实之分，虚证多见肝血、肝阴不足；实证多见于风阳妄动，肝火炽盛，以及湿热寒邪犯扰等。

肝的病变主要表现在疏泄失常、血不归藏、筋脉不利等方面。肝开窍于目，故多种目疾都与肝有关。肝的病变较为广泛和复杂，如胸胁、少腹胀痛或窜痛，情志活动异常，头晕胀痛，手足抽搐，肢体震颤，以及目眩，月经不调，睾丸胀痛等。胆病常见口苦发黄，失眠和胆怯易惊等情绪的异常。

【肝气郁结证】

临床表现

胸胁或少腹胀闷窜痛，胸闷喜太息，情志抑郁或急躁易怒，或咽部梅核气，或颈部瘿瘤，或癥瘕。妇女可见乳房作胀疼痛，月经不调，甚则闭经。舌质偏红，苔薄白或薄黄，脉弦或弦细。

证候分析

本证一般以情志抑郁、肝经所过部位发生胀闷疼痛，以及妇女月经不调等作为辨证要点。

肝气郁结，经气不利，故胸胁、乳房、少腹胀闷疼痛或窜动作痛。肝主疏泄，具有调节情志的功能，气机郁结，不得条达疏泄，则情志抑郁；久郁不解，失其柔顺舒畅之性，故情绪急躁易怒。气郁生痰，痰随气逆，循经上行，搏结于咽，则见梅核气；积聚于颈项，则为瘿瘤。肝气郁结，气滞血瘀，结于腹部，形成癥瘕。气病及血，气滞血瘀，冲任不调，故月经不调或经行腹痛，气聚血结，可酿成癥瘕。舌质偏红为肝郁化热之象，苔薄白或薄黄为气滞痰凝之征。脉弦为肝气郁结之象，脉弦细则为肝郁血虚之征。

【肝火上炎证】

临床表现

头晕胀痛，面红目赤，口苦口干，急躁易怒，失眠或噩梦纷纭，胁肋灼痛，便秘尿黄，耳鸣如潮，吐血衄血，舌红苔黄，脉弦数。

证候分析

本证一般以肝脉循行部位的头、目、耳、胁表现的实火炽盛症状作为辨证要点。

肝火循经上攻头目，气血壅盛络脉，故头晕胀痛、面红目赤。如夹胆气上逆，则口苦口干。肝失条达柔顺之性，所以急躁易怒。火热内扰，神魂不安，以致失眠、噩梦纷纭。肝火内炽，气血壅滞肝部，则胁肋灼热疼痛。热盛耗津，故便秘尿黄。足少阳胆经入耳中，肝热移胆，循经上冲，则耳鸣如潮。火伤络脉，血热妄行，可见吐血衄血。舌红苔黄、脉弦数为肝经实火炽盛之征。

【肝血虚证】

临床表现

眩晕耳鸣,面白无华,爪甲不荣,夜寐多梦,视力减退或雀盲,或见肢体麻木,关节拘急不利,手足震颤,肌肉跳动,妇女常见月经量少、色淡,甚则经闭,舌淡苔白,脉弦细。

证候分析

本证一般以筋脉、爪甲、两目、肌肤等失血濡养以及全身血虚的病理现象为辨证要点。

肝血不足,不能上荣头面,故眩晕耳鸣、面白无华。爪甲失养,则干枯不荣。血不足以安魂定志,故夜寐多梦。目失所养,所以视力减退,甚至成为雀盲。肝主筋,血虚筋脉失养,则见肢体麻木、关节拘急不利、手足震颤、肌肉跳动等虚风内动之象。妇女肝血不足,不能充盈冲任之脉,所以月经量少、色淡,甚至闭经。舌淡苔白、脉弦细为血虚常见之征。

【肝阴虚证】

临床表现

头晕耳鸣,两目干涩,面部烘热,胁肋灼痛,五心烦热,潮热盗汗,口咽干燥,或见手足蠕动,舌红少津,脉弦细数。

证候分析

本证一般以肝病症状和阴虚证共见为辨证要点。

肝阴不足,不能上滋头目,则头晕耳鸣、两目干涩。虚火上炎,则面部烘热。虚火内灼,则见胁肋灼痛、五心烦热、潮热盗汗。阴液亏虚不能上润,则见口咽干燥。筋脉失养,则手足蠕动。舌红少津、脉弦细数均为阴虚内热之象。

【肝阳上亢证】

临床表现

眩晕耳鸣,头目胀痛,面红目赤,急躁易怒,心悸健忘,失眠多梦,腰膝酸软,头重脚轻,舌红少苔,脉弦有力。

证候分析

本证一般以肝阳亢于上、肾阴亏于下的证候表现作为辨证要点。

肝肾之阴不足,肝阳亢逆无制,气血上冲,则眩晕耳鸣、头目胀痛、面红目赤。肝失柔顺,故急躁易怒。阴虚心失所养,神不得安,则见心悸健忘、失眠多梦。肝肾阴虚,腰膝失养,故腰膝酸软。阳亢于上,阴亏于下,上盛下虚,故头重脚轻。舌红少苔、脉弦有力,为肝肾阴虚,肝阳亢盛之象。

肝气郁结、肝火上炎、肝阴不足、肝阳上亢四证的病机，常可互相转化，如肝气久郁，可以化火；肝火上炎，火热炽盛，可以灼烁肝阴；肝阴不足，可致肝阳上亢；而肝阳亢盛又可化火伤阴。所以在辨证上既要掌握其各自特征，又要分析其内在联系，才能作出准确判断。

【肝风内动证】

肝风内动证是指患者出现眩晕欲仆、震颤、抽搐等动摇不定症状为主要表现的证候。临床上常见肝阳化风、热极生风、阴虚动风、血虚生风四种。

▶ 肝阳化风证

肝阳化风证是指肝阳亢逆无制而表现动风的证候。多因肝肾之阴久亏，肝阳失潜而暴发。

临床表现

眩晕欲仆，头摇而痛，言语謇涩，手足震颤，肢体麻木，步履不正；或猝然昏倒，不省人事，口眼歪斜，半身不遂，喉中痰鸣；舌红苔腻，脉弦。

证候分析

多因素体肝肾阴液不足,或久病阴亏,或肝火内伤营阴等,阴亏不能制阳,肝阳亢逆化风,导致肝风内动。

阴虚阳亢,肝阳亢逆化风,气血随风阳上逆,故眩晕欲仆,头摇而痛,步履不正。肝肾阴亏,筋脉失养而挛急,故肢体麻木,手足震颤。肝风夹痰,阻滞络脉,经气不利,则口眼歪斜,半身不遂,舌强语謇。风阳暴升,气血逆乱,肝风夹痰,上蒙清窍,则突然昏倒,喉中痰鸣,舌强不语。舌红苔腻,脉弦有力,为肝风夹痰之征。

▶ 热极生风证

热极生风证是指热邪亢盛引动肝风所表现的证候。多由邪热亢盛,燔灼肝经,热闭心神而发病。

临床表现

高热神昏,躁动谵语,颈项强直,四肢抽搐,角弓反张,牙关紧闭,舌质红绛,苔黄燥,脉弦数。

证候分析

多因外感温热病邪，邪热亢盛，燔灼筋脉，热闭心神，引动肝风所致。

阳热炽盛，蒸腾内外，故高热不退。热扰神明，心神不安，故躁动不安。热入心包，热闭神志，则神昏谵语。邪热内炽，燔灼肝经，筋脉挛急，故见抽搐项强、角弓反张等风动症状。舌质红绛，苔黄燥，脉弦数，为肝经热盛之象。

▶ 阴虚动风证

阴虚动风证是指阴液亏虚引动肝风表现的证候。多因外感热病后期阴液耗损，或内伤久病，阴液亏虚而发病。

临床表现

手足震颤或蠕动，眩晕耳鸣，两目干涩，视物模糊，五心烦热，潮热盗汗，舌红少苔，脉弦细数。

证候分析

多因肝阴虚证进一步发展，或外感热病后耗伤阴液，或久病伤阴，以致阴液亏虚，筋脉失养，虚风内动。

肝阴亏虚，筋脉失养，虚风内动而拘挛，故见手足颤动或蠕动。阴虚头目失养，故眩晕耳鸣，两目干涩，视物模糊。阴虚则生内热，故见潮热盗汗，五心烦热。舌红少苔，脉弦细数，皆属肝阴不足，虚热内生之征。

▶ 血虚生风证

血虚生风证，是指血虚筋脉失养所表现的动风证候。多由急慢性出血过多或久病血虚所引起。

临床表现

手足震颤，头晕眼花，夜盲，失眠多梦，肢体麻木，肌肉瞤动，皮肤瘙痒，爪甲不荣，面唇淡白，舌淡苔白，脉细或弱。

证候分析

多由肝血不足，失却濡养，筋脉挛急，导致虚风内动。

血虚不能养筋，筋脉挛急，故见手足震颤，肌肉瞤动。肝血亏少，头目失养，故见头晕眼花，夜盲。肝血不足，则神魂不安，故失眠多梦。肝血亏少，筋脉、爪甲、面唇失养，故肢体麻木，爪甲不荣，面唇淡白。舌淡白，脉细，为血虚之象。

【寒凝肝脉证】

临床表现

少腹牵引睾丸坠胀冷痛，或阴囊收缩引痛，受寒则甚，得热则缓，舌苔白滑，脉沉弦或迟。

证候分析

本证以少腹牵引阴部坠胀冷痛为辨证要点。

肝脉绕阴器，抵少腹，寒凝经脉，气血凝滞，故见少腹牵引睾丸坠胀冷痛。寒为阴邪，性主收引，筋脉拘急，可致阴囊收缩引痛。寒则气血凝滞，热则气血通利，故疼痛遇寒加剧，得热则减。阴寒内盛，则苔见白滑；脉沉主里，弦主肝病，迟为阴寒，是为寒滞肝脉之征。

【胆郁痰扰证】

胆郁痰扰证是指胆失疏泄，痰热内扰所表现的证候。多由情志不遂、疏泄失职、生痰化火而引起。

临床表现

头晕目眩，耳鸣，惊悸不宁，烦躁不寐，口苦呕恶，胸闷善太息，舌红苔黄腻，脉弦滑。

证候分析

本证一般以眩晕耳鸣或惊悸不寐、舌红苔黄腻为辨证要点。

胆脉络头目入耳,痰浊上扰,故头晕目眩、耳鸣。胆为中清之腑,痰热内扰,则胆气不宁,故见惊悸不宁、烦躁不寐。胆气郁滞,则见胸闷善太息。热蒸胆气上溢则口苦。胆热犯胃,胃失和降,则呕恶。舌红苔黄腻、脉象弦滑为痰热内蕴之征。

肾病与膀胱病辨证

肾位于腰部,左右各一,其经脉与膀胱相互络属,故两者为表里。肾藏精,主生殖,为先天之本,主骨生髓充脑,在体为骨开窍于耳,其华在发,又主水,并有纳气功能。膀胱有贮尿排尿的功能。

肾藏元阴元阳,为人体生长发育之根,脏腑机能活动之本,一有耗伤,则诸脏皆病,故肾多虚证。膀胱多见湿热证。

肾的病变主要反映在生长发育、生殖功能、水液代谢异常等方面,临床常见症状有腰膝酸软而痛、耳鸣耳聋、发白早脱、齿牙动摇、阳痿遗精、精少不育、女子经少经闭,以及水肿、二便异常等。膀胱的病变主要反映为小便异常及尿液的改变，临床常见尿频、尿急、尿痛、尿闭以及遗尿等症。

【肾阳虚证】

临床表现

腰膝酸软而痛，畏寒肢冷，尤以下肢为甚，精神萎靡，面色㿠白或黧黑，舌淡胖苔白，脉沉弱。或男子阳痿，女子宫寒不孕；或久泄不止，完谷不化，五更泄泻；或浮肿，腰以下为甚，按之没指，甚则腹部胀满，全身肿胀，心悸咳喘。

证候分析

腰为肾之府，肾主骨，肾阳虚衰，不能温养腰府及骨骼，则腰膝酸软疼痛。肾阳虚衰不能温煦肌肤，故畏寒肢冷。阳气不足，阴寒盛于下，故下肢尤甚。阳虚不能温煦形体，振奋精神，故精神萎靡、面色㿠白。肾阳极虚，浊阴弥漫肌肤，则见面色黧黑。舌淡胖苔白、脉沉弱均为肾阳虚衰之象。肾主生殖，肾阳不足，命门火衰，生殖功能减退，男子则阳痿，女子则宫寒不孕。命门火衰，火不生土，脾失健运，故久泄不止、完谷不化或五更泄泻。肾阳不足，膀胱气化功能障碍，溢于肌肤而为水肿。水湿下趋，肾处下焦，故腰以下肿甚，按之没指。水势泛滥，阻滞气机，则腹部胀满，全身肿胀。水气上逆凌心射肺，故见心悸咳喘。

【肾阴虚证】

临床表现

腰膝酸痛，眩晕耳鸣，失眠多梦，男子遗精早泄，女子经少经闭，或见崩漏，形体消瘦，潮热盗汗，五心烦热，咽干颧红，溲黄便干，舌红少津，脉细数。

证候分析

肾阴不足，髓海亏虚，骨骼失养，故腰膝酸痛、眩晕耳鸣。肾水亏虚，水火失济则心火偏亢，致心神不宁，而见失眠多梦。阴虚相火妄动，扰动精室，故男子遗精早泄。女子以血为用，阴亏则经血来源不足，所以经量减少，甚至闭经。阴虚则阳亢，虚热迫血可致崩漏。肾阴亏虚，虚热内生，故见形体消瘦、潮热盗汗、五心烦热、咽干颧红、溲黄便干、舌红少津、脉细数等症。

【肾精不足证】

临床表现

性功能减退，男子精少不育，女子经闭不孕。小儿发育迟缓，身材矮小，智力低下，动作迟钝，囟门迟闭，骨骼痿软。发脱齿摇，耳鸣耳聋，健忘恍惚，动作迟缓，足痿无力，精神呆钝等，舌淡苔白，脉弱。

证候分析

肾精主生殖，肾精亏，则性功能低下，男子见精少不育，女子见经闭不孕。肾为先天之本，精不足则无以化气生血、充肌长骨，故小儿发育迟缓、身材矮小；无以充髓实脑，致智力低下，动作迟钝；精亏髓少，骨骼失养，则囟门迟闭、骨骼痿软。肾之华在发，精不足，则发不长，易脱发；齿为骨之余，失精气之充养，故齿牙动摇；耳为肾窍，脑为髓海，精少髓亏，脑海空虚，故见耳鸣耳聋、健忘恍惚。精损则筋骨疲惫，故动作迟缓、足痿无力。肾衰精亏，脑失充养，则灵机失运，可见精神呆钝。舌淡苔白、脉弱为精血亏虚、脉道失充之象。

【肾气不固证】

临床表现

神疲耳鸣，腰膝酸软，小便频数而清长，或尿后余沥不尽，或遗尿失禁，或夜尿频多，男子滑精早泄，女子带下清稀，胎动易滑，舌淡苔白，脉沉弱。

证候分析

肾气亏虚则机能活动减退，气血不能充耳，故神疲耳鸣。骨骼失之温养，故腰膝酸软。肾气虚膀胱失约，故小便频数而清长，或夜尿频多，甚则遗尿失禁。肾气不足，则精关不固，故男子滑精早泄。肾虚而冲任亏损，下元不固，则见女子带下清稀。胎元不固，每易造成滑胎。舌淡苔白、脉沉弱为肾气虚衰之象。

【肾不纳气证】

临床表现

久病咳喘，呼多吸少，气不得续，动则喘息益甚，自汗神疲，声音低怯，腰膝酸软，舌淡苔白，脉沉弱。或喘息加剧，冷汗淋漓，肢冷面青，脉浮大无根；或气短息促，面赤心烦，咽干口燥，舌红，脉细数。

证候分析

咳喘久延不愈，累及于肾，致肺肾气虚，则肾不纳气，气不归元，故呼多吸少，气不得续，动则喘息益甚。骨骼失养，故腰膝酸软。肺气虚，卫外不固则自汗；机能活动减退，故神疲、声音低怯。舌淡苔白、脉沉弱为气虚之征。

若阳气虚衰欲脱，则喘息加剧、冷汗淋漓、肢冷面青。虚阳外浮，脉见浮大无根。肾虚不能纳气，则气短息促。肾气不足，久延伤阴，阴虚生内热，虚火上炎，故面赤心烦、咽干口燥。舌红、脉细数为阴虚内热之象。

【膀胱湿热证】

临床表现

尿频尿急，排尿艰涩，尿道灼痛，尿黄赤浑浊或尿血，或有砂石，小腹痛胀迫急，或伴见发热、腰酸胀痛，舌红苔黄腻，脉滑数。

证候分析

湿热蕴结膀胱，故尿频尿急、排尿艰涩、尿道灼痛。湿热内蕴，故尿液黄赤混浊、小腹痛胀迫急。湿热伤及阴络，则尿血。湿热久郁不解，煎熬尿中杂质而成砂石。湿蕴郁蒸，可见发热。波及肾脏，则见腰酸胀痛。舌红苔黄腻、脉滑数为湿热内蕴之象。

脏腑兼病辨证

凡两个或两个以上脏腑相继或同时发病者，即为脏腑兼病。

人体每一个脏腑虽然有其独自特殊功能，

但它们彼此之间却是密切联系的，因而在发病时往往不是孤立的，而是相互关联的，或由脏及脏，或由脏及腑，或由腑及腑等。

一般来说，脏腑兼病，在病理上有着一定的内在规律，只要具有表里、生克、乘侮关系的脏腑，兼病较常见，反之则为较少见。因此在辨证时应注意辨析发病脏腑之间的因果关系，这样在治疗时才能分清主次，灵活运用。

脏腑兼病，证候极为复杂，但一般以脏与脏、脏与腑的兼病常见。现对临床最常见的兼证进行讨论。

【心肾不交证】

心肾不交证是指心肾水火既济失调所表现的证候。多由五志化火、思虑过度、久病伤阴、房事不节等引起。

临床表现

心烦不寐，心悸，健忘，头晕耳鸣，腰酸遗精，五心烦热，咽干口燥，舌红，脉细数，或伴见腰部、下肢酸困发冷。

证候分析

心火下降于肾，以温肾水；肾水上济于心，以制心火，心肾相交，则水火既济。

若肾水不足，心火失济，则心阳偏亢，或心

火独炽，下及肾水，致肾阴亏于下，火炽于上，水火不济，心阳偏亢，心神不宁，故心烦不寐、心悸。水亏阴虚，骨髓不充，脑髓失养，则头晕耳鸣、健忘。腰为肾府，失阴液濡养，则腰酸；精室为虚火扰动，故遗精。五心烦热、咽干口燥、舌红、脉细数为水亏火亢之征。心火亢于上，火不归元，肾水失于温煦而下凝，则腰部、下肢酸困发冷。

【心肾阳虚证】

心肾阳虚证是指心肾两脏阳气虚衰，阴寒内盛所表现的证候。多由久病不愈，或劳倦内伤所致。

临床表现

畏寒肢冷，心悸怔忡，小便不利，肢体浮肿，或唇甲青紫，舌淡暗或青紫，苔白滑，脉沉微细。

证候分析

肾阳为一身阳气之根本，心阳为气血运行、津液流注的动力，故心肾阳虚常表现为阴寒内盛、全身机能极度降低、血行瘀滞、水气内停等病变。

阳气衰微，心失濡养，致心悸怔忡；不能温煦肌肤，则畏寒肢冷。三焦决渎不利，膀胱气化失司，则见小便不利。水液停聚，泛溢肌肤，故肢体浮肿。阳虚运血无力，血行瘀滞，可见唇甲青紫。舌淡暗或青紫、苔白滑、脉沉微细，皆为心肾阳气衰微，阴寒内盛，血行瘀滞，水气内盛之征。

【心肺气虚证】

心肺气虚证是指心肺两脏气虚所表现的证候。多由久病咳喘，耗伤心肺之气，或禀赋不足，年高体弱等因素引起。

临床表现

心悸，咳喘，气短乏力，动则尤甚，胸闷不舒，痰液清稀，面色㿠白，头晕神疲，自汗声怯，舌淡苔白，脉沉弱或结代。

证候分析

肺主呼吸，心主血脉，赖宗气的推动作用以协调两脏功能。肺气虚，宗气生成不足，可使心气亦虚。反之，心气先虚，宗气耗散，亦能致肺气不足。

心气不足，不能养心，则见心悸。肺气虚弱，肃降无权，气机上逆，为咳喘。气虚则气短乏力，动则耗气，故喘息亦甚。肺气虚，呼吸功能减弱，则胸闷不舒；不能输布精微，水液停聚为痰，故痰液清稀。气虚则全身机能活动减弱，肌肤、脑髓供养不足，则面色㿠白、头晕神疲。卫外不固则自汗，宗气不足故声怯。气虚则血弱，不能上荣舌体，故见舌淡苔白。血脉气血运行无力或心脉之气不续，则脉见沉弱或结代。

【心脾两虚证】

心脾两虚证是指心血不足、脾气虚弱所表现的证候。多由病久失调，或劳倦思虑过度，或慢性出血而致。

临床表现

心悸怔忡，失眠多梦，眩晕健忘，面色萎黄，食欲不振，腹胀便溏，神倦乏力，或皮下出血，妇女月经量少色淡、淋漓不尽等，舌质淡嫩，脉细弱。

证候分析

脾为气血生化之源，又具统血功能。脾气虚弱，生血不足，或统摄无权，血溢脉外，均可导致心血亏虚。心主血，血充则气足，血虚则气弱。心血不足，无以化气，则脾气亦虚。故两者在病理上常可相互影响，成为心脾两虚证。

心血不足，心失所养，则心悸怔忡。心神不宁，故失眠多梦。头目失养，则眩晕健忘。肌肤失荣，故面色萎黄。脾气不足，运化失健，故食欲不振，腹胀便溏。气虚则机能活动减退，故神倦乏力。脾虚不能摄血，可见皮下出血，妇女经量减少、色淡质稀、淋漓不尽。舌质淡嫩、脉细弱皆为气血不足之征。

【心肝血虚证】

心肝血虚证是指心肝两脏血液亏虚所表现的证候。多由久病体虚，或思虑过度暗耗阴血所致。

临床表现

心悸健忘，失眠多梦，眩晕耳鸣，面白无华，两目干涩，视物模糊，爪甲不荣，肢体麻木，震颤拘挛，妇女月经量少色淡，甚则经闭，舌淡苔白，脉细弱。

证候分析

心主血，肝藏血，若心血不足，则肝无所藏，肝血不足，则心血不能充盈，因而形成心肝血虚证。

心血虚，心失所养，则心悸健忘。心神不安，故失眠多梦。血不上荣，则眩晕耳鸣、面白无华。肝血不足，目失滋养，可致两目干涩、视物模糊。筋脉、爪甲失血濡养，可见爪甲不荣、肢体麻木、震颤拘挛。妇女以血为本，肝血不足，月经来源匮乏，则经量减少、色淡，甚则经闭。舌淡苔白、脉细弱为血虚之征。

【脾肺气虚证】

脾肺气虚证是指脾肺两脏气虚所表现的虚弱证候。多由久病咳喘，肺虚及脾；或饮食劳倦伤脾，脾虚及肺所致。

临床表现

久咳不止,气短而喘,痰多稀白,食欲不振,腹胀便溏,声低懒言,疲倦乏力,面色㿠白,甚则面浮肢肿,舌淡苔白,脉细弱。

证候分析

脾为生气之源,肺为主气之枢。久咳肺虚,肺失宣降,气不布津,水聚湿生,脾气受困,故脾因之失健。或饮食不节,损伤脾气,湿浊内生,脾不散精,肺亦因之虚损。

久咳不止,肺气受损,故气短而喘;气虚水津不布,聚湿生痰,则痰多稀白。脾运失健,则食欲不振、腹胀;湿浊下注,故便溏。声低懒言、疲倦乏力为气虚之象。肌肤失养,则面色㿠白;水湿泛滥,可致面浮肢肿。舌淡苔白、脉细弱均为气虚之征。

肺肾阴虚证

肺肾阴虚证是指肺肾两脏阴液不足所表现的证候。多由久咳肺阴受损,肺虚及肾或肾阴亏虚,肾虚及肺所致。

临床表现

咳嗽痰少,或痰中带血甚至咯血,口燥咽干,声音嘶哑,形体消瘦,腰膝酸软,颧红盗汗,骨蒸潮热，男子遗精，女子月经不调，舌红少苔，脉细数。

证候分析

肺肾阴液互相滋养，肺津敷布以滋肾，肾精上滋以养肺，称为"金水相生"，无论病起何脏，其不断发展均可形成肺肾阴虚证。

阴虚肺燥，清肃失职，故咳嗽痰少。热灼肺络，络损血溢，故痰中带血甚或咯血。津不上承，则咽干口燥。喉为肺系，肾脉循喉，肺肾阴虚，喉失滋养，兼虚火熏灼会厌，则声音嘶哑。肌肉失养，则形体日渐消瘦。虚火上浮，则颧红。虚热迫津外泄，则盗汗。阴虚生内热，故骨蒸潮热。腰为肾府，肾阴亏虚，失其濡养，则腰膝酸软。热扰精室，肾失封藏，则男子遗精。肾水不足，阴血亏虚则致经少，火灼阴络受伤则见崩中，皆为月经不调。舌红少苔、脉细数为阴虚发热之象。

肝火犯肺证

肝火犯肺证是指肝经气火上逆犯肺所表现的证候。多由郁怒伤肝，或肝经热邪上逆犯肺所致。

临床表现

胸胁灼痛，急躁易怒，头晕目赤，烦热口苦，咳嗽阵作，痰黏量少色黄，甚则咯血，舌红苔薄黄，脉弦数。

证候分析

肝性升发，肺主肃降，升降相配，则气机平衡。若肝气升发太过，气火上逆，循经犯肺，即成肝火犯肺证。

肝经气火内郁，热壅气滞，则胸胁灼痛。肝性失柔，故急躁易怒。肝火上炎，可见头晕目赤。气火内郁，则胸中烦热。热蒸胆气上溢，故觉口苦。气火循经犯肺，肺受火灼，清肃之令不行，气机上逆，则为咳嗽。津为火灼，炼液为痰，故痰黄黏量少。火灼肺络，络伤血溢，则为咯血。舌红苔薄黄、脉弦数为肝经实火内炽之征。

肝胃不和证

肝胃不和证是指肝失疏泄、胃失和降所表现的证候。多由情志不遂，气郁化火，或寒邪内犯肝胃而发病。

临床表现

脘胁胀闷疼痛，嗳气呃逆，嘈杂吞酸，烦躁易怒，舌红苔薄黄，脉弦或数。或颠顶疼痛，遇寒则甚，得温痛减，呕吐清稀涎沫，形寒肢冷，舌淡苔白滑，脉沉弦紧。

证候分析

肝主升发,胃主下降,两者密切配合,以协调气机升降的平衡。当肝气或胃气失调,常可演变为肝胃不和证。

肝郁化火,横逆犯胃,肝胃气滞,则脘胁胀闷疼痛。胃失和降,气机上逆,故嗳气呃逆。肝胃气火内郁,可见嘈杂吞酸。肝失条达,故烦躁易怒。舌红苔黄、脉弦或数,均为气郁化火之象。

若寒邪内犯肝胃,阴寒之气循肝经上达颠顶,经气被遏,故颠顶疼痛。寒性阴凝,得阳始运,得寒则凝,故头痛遇寒加剧、得温痛减。胃府受病,中阳受伤,水津不化,气机上逆,则呕吐清稀涎沫。阳气受伤,不能外温肌肤,则形寒肢冷。舌淡苔白滑、脉沉弦紧为寒邪内盛之象。

【肝脾不调证】

肝脾不调证是指肝失疏泄、脾失健运所表现的证候。多由情志不遂、郁怒伤肝,或饮食不节、劳倦伤脾而引起。

临床表现

胸胁胀满窜痛,喜太息,情志抑郁或急躁易怒,纳呆腹胀,便溏不爽,肠鸣矢气,或腹痛欲泻,泻后痛减,舌苔白或腻,脉弦。

证候分析

肝主疏泄,有助于脾的运化功能,脾主健运,气机通畅,有助肝气的疏泄,故在发生病变时,可相互影响,形成肝脾不调证。

肝失疏泄,经气郁滞,故胸胁胀满窜痛。太息则气郁得达,胀闷得舒,故喜太息。气机郁结不畅,故情志抑郁。肝失条达,则急躁易怒。脾运失健,气机郁滞,故纳呆腹胀。气滞湿阻,则便溏不爽,肠鸣矢气。腹中气滞,则腹痛欲泻,排便后气滞得畅,故泻后疼痛得以缓解。本证寒热现象不显,故仍见白苔,若湿邪内盛,可见腻苔。脉弦为肝失柔和之征。

【肝胆湿热证】

临床表现

胁肋胀痛或有痞块,口苦,腹胀,纳少呕恶,大便不调,小便短赤,舌红苔黄腻,脉弦数。或寒热往来,或身目发黄,或阴囊湿疹,或睾丸肿胀热痛,或带浊阴痒等。

证候分析

本证以右胁肋部胀痛、纳呆、尿黄、舌红苔黄腻为辨证要点。

湿热蕴结肝胆,肝气失于疏泄,气滞血瘀,故胁肋胀痛,或见痞块。肝木横逆侮土,脾运失健，胃失和降，故纳少、呕恶、腹胀。胆气上犯，可见口苦。湿热蕴内，湿重于热则大便偏溏，热重于湿则大便不爽。膀胱气化失司，则小便短赤。邪居少阳，枢机不利，则寒热往来。胆汁不循常道而外溢肌肤，则身目发黄。肝脉绕阴器，湿热随经下注，则见阴囊湿疹或睾丸肿胀热痛，在妇女则见带浊阴痒。舌红苔黄腻、脉弦数均为湿热内蕴肝胆之征。

【肝肾阴虚证】

肝肾阴虚证是指肝肾两脏阴液亏虚所表现的证候。多由久病失调、房事不节、情志内伤等引起。

临床表现

头晕目眩，耳鸣健忘，失眠多梦，口燥咽干，腰膝酸软，胁部隐隐作痛，五心烦热，颧红盗汗，男子遗精，女子经少，舌红少苔，脉细数。

证候分析

肝肾阴液相互资生，肝阴充足，则下藏于肾，肾阴旺盛，则上滋肝木，故有"肝肾同源"之说。肝肾往往相互影响，表现为盛则同盛、衰则同衰，形成肝肾阴虚证。

肾阴亏虚，水不涵木，肝阳上亢，则头晕目眩，耳鸣健忘。虚热内扰，心神不安，故失眠多梦。津不上润，则口燥咽干。筋脉失养，故腰膝酸软。肝阴不足，肝脉失养，致胁部隐隐作痛。阴虚生内热，热蒸于里，故五心烦热。火炎于上，则两颧发红。内迫营阴，使夜间盗汗。扰动精室，故多见遗精。冲任隶属肝肾，肝肾阴伤，则冲任空虚，而经量减少。舌红少苔、脉细数为阴虚内热之征。

【脾肾阳虚证】

脾肾阳虚证是指脾肾两脏阳气亏虚所表现的证候。多由久病、久泻或水邪久停，导致脾肾两脏阳虚而成。

临床表现

面色㿠白，畏寒肢冷，腰膝或少腹冷痛，久泻久痢，或五更泄泻，或下利清谷，或小便不利，面浮肢肿，甚则腹胀如鼓，舌淡胖，苔白滑，脉沉细。

证候分析

肾为先天之本，脾为后天之本，在生理上脾肾阳气相互资生、相互促进，若肾阳不足，不能温养脾阳，则脾阳亦不足，或脾阳久虚，日渐损及肾阳，则肾阳亦不足。无论脾阳虚衰或肾阳不足，在一定条件下，均能发展为脾肾阳虚证。

脾阳虚不能运化水谷，气血化生不足，故面色㿠白。阳虚无以温煦形体，故畏寒肢冷。阳虚内寒，经脉凝滞，故少腹、腰膝冷痛。脾肾阳虚，水谷不得腐熟运化，故泻下不止、下利清谷、五更泄泻。阳虚无以运化水湿，溢于肌肤，则面浮肢肿；停于腹内，则腹胀如鼓。水湿内聚，气化不行，则小便不利。舌淡胖、苔白滑、脉沉细属阳虚水寒内蓄之象。

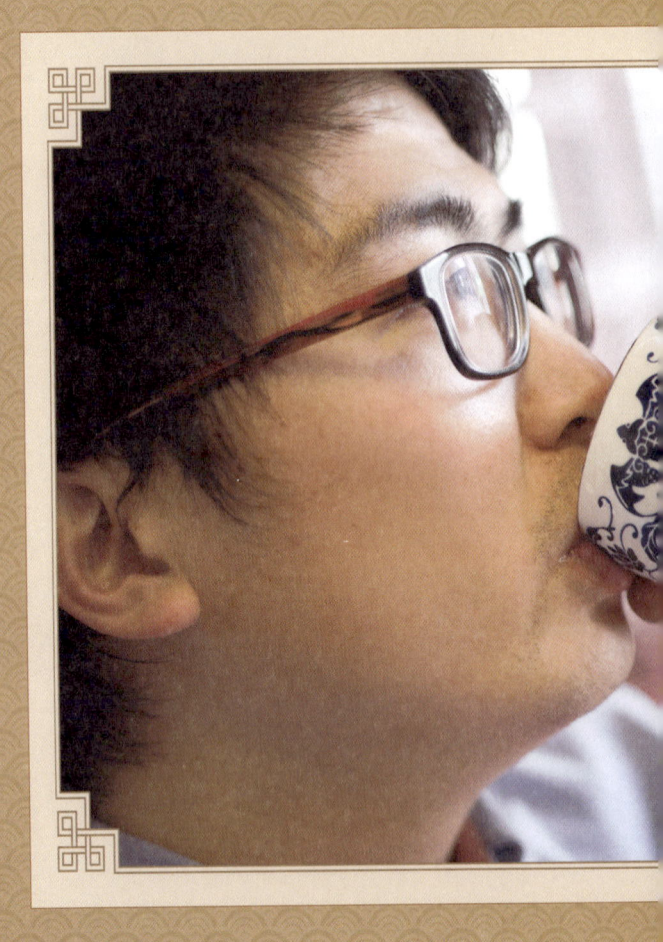

第六章 其他辨证

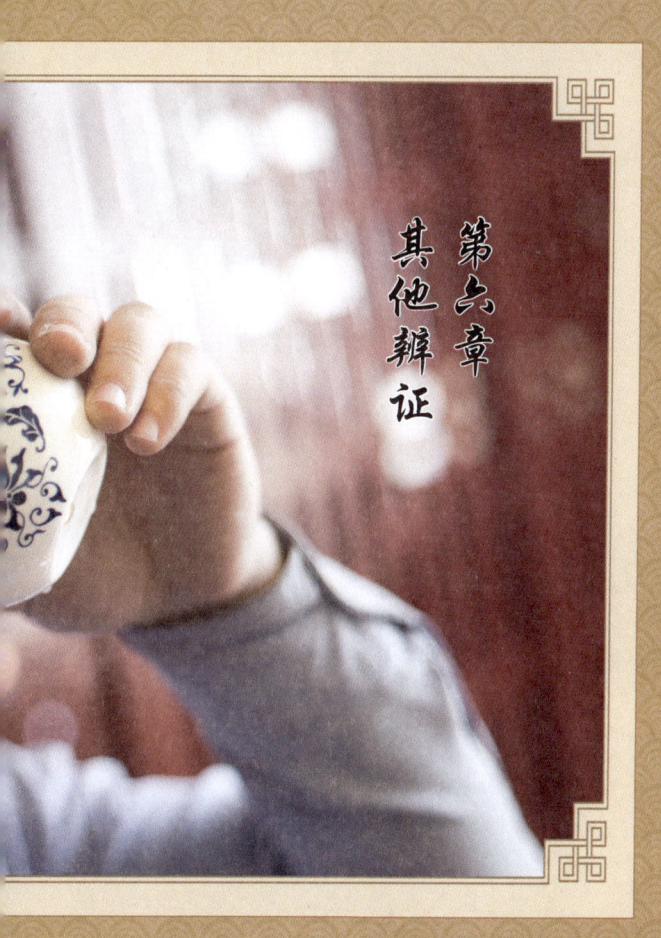

[六经辨证]

六经辨证，始见于《伤寒论》，是东汉医家张仲景在《素问·热论》的基础上，结合伤寒病证的传变特点所创立的一种论治外感病的辨证方法。

六经辨证以六经（太阳、阳明、少阳、太阴、少阴、厥阴）为纲，将外感病演变过程中所表现的各种证候，总结归纳为三阳病症（太阳病症、阳明病症、少阳病症）、三阴病症（太阴病症、少阴病症、厥阴病症）六类，分别从邪正盛衰、病变部位、病势进退及其相互传变等方面阐述外感病各阶段的病变特点。

六经病证，是经络、脏腑病理变化的反映。其中三阳病证以六腑的病变为基础，三阴病证以五脏的病变为基础，所以说六经病证基本上概括了脏腑和十二经的病变。运用六经辨证，不仅仅局限于外感病的诊治，对内伤杂病的论治，也同样具有指导意义。

太阳病证

太阳病证是指邪自外入或病由内发，致使太阳经脉及其所属脏腑功能失常所出现的临床证候。

太阳是阳气旺盛之经，主一身之表，统摄营卫，为一身之藩篱，包括足太阳膀胱经和手太阳小肠经。

【太阳经证】

太阳经证是指太阳经受外邪侵袭，邪在肌表，经气不利而出现的临床证候。可分为太阳中风证和太阳伤寒证。

▶ 太阳中风证

太阳中风证是指风邪袭于肌表，卫气不固，营阴不能内守而外泄出现的一种临床证候。

临床表现

发热，自汗出，恶风，头痛，脉浮缓，有时可见鼻鸣、干呕。

证候分析

太阳主表，统摄营卫，今风寒外袭肌表，以风邪为主，腠理疏松，故有恶风之感。卫为阳，功主卫外，卫受病则卫阳浮盛于外而发热。正由于卫阳浮盛于外，失其固外开合的作用，因而营阴不能内守而自汗出。汗出则肌腠疏松，营阴不足，故脉浮缓。鼻鸣、干呕，则是风邪壅滞而影响及于肺胃使然。

此证具有汗出、脉浮缓的特征，故又称为表虚证，这是对太阳伤寒证的表实而言，并非绝对的虚证。

▶ 太阳伤寒证

太阳伤寒证是指寒邪袭表,太阳经气不利,卫阳被束,营阴郁滞所表现出的临床证候。

临床表现

发热,恶寒,头项强痛,体痛,无汗而喘,脉浮紧。

证候分析

寒邪袭表,卫阳奋起抗争,卫阳失去其正常温分肉、肥腠理的功能,则出现恶寒。卫阳浮盛于外,势必与邪相争,卫阳被遏,故出现发热。伤寒临床所见,多为恶寒、发热并见。风寒外袭,腠理闭塞,所以无汗。寒邪外袭,太阳经气不利,故出现头项强痛,体痛。正气欲向外而寒邪束于表,故见脉浮紧。呼吸喘促乃由于邪束于外,肌腠失宣,影响及肺,肺气不利所致。

因其无汗,故称之为表实证。

【太阳腑证】

太阳腑证是指太阳经邪不解,内传入腑所表现出的临床证候。可分为太阳蓄水证和太阳蓄血证。

▶ 太阳蓄水证

太阳蓄水证是指外邪不解,内舍于太阳膀

胱之腑，膀胱气化失司，水道不通而致蓄水所表现出的临床证候。

临床表现

小便不利，小腹胀满，发热烦渴，渴欲饮水，水入即吐，脉浮或浮数。

证候分析

本证的特点是"小便不利、烦渴欲饮、饮入则吐"。

膀胱主藏津液，化气行水，因膀胱气化不利，既不能布津上承，又不能化气行水，所以出现烦渴、小便不利。水气上逆，停聚于胃，拒而不纳，故水入即吐。

▶ 太阳蓄血证

太阳蓄血证是指外邪入里化热，随经深入下焦，邪热与瘀血相互搏结于膀胱少腹部位所表现出的临床证候。

临床表现

少腹拘急，硬满疼痛，如狂或发狂，小便自利或不利，溺涩而痛，或大便色黑，脉沉涩或沉结。

证候分析

外邪侵袭太阳，入里化热，营血被热邪煎灼，热与蓄血相搏于下焦少腹，故见少腹拘急，甚则硬满疼痛。心主血脉而藏神，邪热上扰心神，则如狂或发狂。若瘀血结于膀胱，气化失司，轻则小便自利，重则小便不利，溺涩而痛。瘀血停留胃肠，则大便色黑。郁热阻滞，脉道不畅，故脉沉涩或沉结。

本证妇女多见，除上述表现外，常兼有经水不调或经闭等瘀热阻于胞宫的见症。

阳明病证

阳明病证是指太阳病未愈，病邪逐渐亢盛入里，内传阳明或本经自病而起，邪热炽盛，伤津成实所表现出的临床证候。为外感病的极期阶段，以身热汗出、不恶寒、反恶热为基本特征。

病位主要在肠胃，病性属里、热、实。根据邪热入里是否与肠中积滞互结，而分为阳明经证和阳明腑证。

【阳明经证】

阳明经证是指阳明病邪热弥漫全身，充斥阳明之经，肠中并无燥屎内结所表现出的临床证候，又称阳明热证。

临床表现

身大热，大汗出，大渴引饮，脉洪大；或见手足厥冷，喘促气粗，心烦谵语，舌质红，苔黄腻。

证候分析

本证以大热、大汗、大渴、脉洪大为临床特征。

邪入阳明，燥热亢盛，充斥阳明经脉，故见大热。邪热熏蒸，迫津外泄，故大汗。热盛煎熬津液，津液受损，故出现大渴引饮。热甚阳亢，阳明为气血俱多之经，热迫其经，气血沸腾，故脉现洪大。热扰心神，神志不宁，故出现心烦谵语。热邪炽盛，阴阳之气不能顺接，阳气一时不能外达于四末，故出现手足厥冷，所谓"热甚厥亦甚"正是此意。舌质红、苔黄腻皆阳明热邪偏盛所致。

【阳明腑证】

阳明腑证是指阳明经邪热不解，由经入腑，或热自内发，与肠中糟粕互结，阻塞肠道所表现出的临床证候，又称阳明腑实证。临床以"痞、满、燥、实"为其特点。

临床表现

日晡潮热，手足汗出，脐腹胀满疼痛，大便秘结，或腹中转矢气，甚者谵语、狂乱、不得眠，舌苔多厚黄干燥，边尖起芒刺，甚至焦黑燥裂，脉沉迟而实或滑数。

证候分析

本证较经证为重，往往是阳明经证的进一步发展。

阳明腑实证热型多为日晡潮热，即午后3～5时热较盛，而四肢禀气于阳明，腑中实热，弥漫于经，故手足汗出。阳明证大热汗出，或误用发汗使津液外泄，于是肠中干燥，热与糟粕充斥肠道，结而不通，则脐腹胀满疼痛、大便秘结。燥屎内结，结而不通，则腹中矢气频转。邪热炽盛上蒸而熏灼心宫，出现谵语、狂乱、不得眠等症。热内结而津液被劫，故苔黄干燥，起芒刺或焦黑燥裂。燥热内结于肠，脉道壅滞而邪热又迫急，故脉沉迟而实或滑数。

少阳病证

少阳病证是指人体受外邪侵袭，邪正分争于半表半里之间，少阳枢机不利所表现出的临床证候。

少阳病从其病位来看，是已离太阳之表，

而又未入阳明之里，正是半表半里之间，因而在其病变的机转上属于半表半里的热证。

本病可由太阳病不解内传，或病邪直犯少阳，或三阴病阳气来复，转入少阳而发病。

临床表现

往来寒热，胸胁苦满，默默不欲饮食，心烦喜呕，口苦，咽干，目眩，苔薄白，脉弦。

证候分析

本证以往来寒热、胸胁苦满，心烦口苦呕恶为其主症。

邪犯少阳，邪正交争于半表半里，故见往来寒热。少阳受病，胆火上炎，灼伤津液，故见口苦、咽干；少阳风火上逆，故目眩。胸胁是少阳经循行部位，邪热壅于少阳，经脉阻滞，气血不和，则胸胁苦满。肝胆疏泄不利，影响及胃，胃失和降，则见呕吐、默默不欲饮食。少阳木郁，水火上逆，则心中烦扰。肝胆受病，气机郁滞，故见脉弦。

太阴病证

太阴病证是指邪犯太阴，脾胃功能衰弱所表现出的临床证候。太阴病中之"太阴"主要是指脾（胃）而言。可由三阳病治疗失当，损伤脾阳，也可因脾气素虚，寒邪直中而起病。

临床表现

腹满而吐,食不下,自利,口不渴,时腹自痛,或舌苔白腻,脉沉缓而弱。

证候分析

脾虚寒湿内停,脾阳虚弱,运化失职,寒湿阻滞中焦,气机痞塞,故见腹满。胃气上逆,寒湿困胃,胃失和降,浊气上逆,故呕吐。脾失健运,胃失受纳,腐熟功能减退,故食欲减退,甚至无法进食。脾阳虚弱,不能温煦大肠,寒湿内盛,清浊不分,水谷不化,故腹泻(自利),大便稀溏、无臭秽。太阴病证以虚寒寒湿为主,无热邪伤津,故口淡不渴。寒湿之邪凝滞,脾络不通,故腹部阵发性疼痛;阳气不足,温煦失职,腹痛遇温按或得热则减。脾气虚弱,寒湿内阻脉道,故脉沉缓而弱。

少阴病证

少阴病证是指少阴心肾阳虚,虚寒内盛所表现出的全身性虚弱的一类临床证候。少阴病证为六经病变发展过程中最危险的阶段。病至少阴,心肾功能衰减,抗病能力减弱,或从阴化寒或从阳化热,因而在临床上有少阴寒化证、少阴热化证两种不同证候。

少阴寒化证

少阴寒化证是指心肾水火不济,病邪从水化寒,阴寒内盛而阳气衰弱所表现出的临床证候。

临床表现

无热恶寒,脉微细,但欲寐,四肢厥冷,下利清谷,呕不能食,或食入即吐;或脉微欲绝,反不恶寒,甚至面赤。

证候分析

阳虚失于温煦,故无热恶寒、四肢厥冷;阳气衰微,神气失养,故呈现"但欲寐"神情衰倦的状态。阳衰寒盛,无力鼓动血液运行,故见脉微细。肾阳虚无力温运脾阳以助运化,故下利清谷。若阴寒极盛,将残阳格拒于上,则表现为阳浮于上的面赤"戴阳"假象。

少阴热化证

少阴热化证是指少阴病邪从火化热而伤阴,致阴虚阳亢所表现出的临床证候。

临床表现

心烦不寐,口燥咽干,小便短赤,舌红,脉细数。

证候分析

邪入少阴,从阳化热,热灼真阴,肾阴亏,

心火亢，心肾不交，故出现心烦不寐。邪热伤津，津伤而不能上承，故口燥咽干。心火下移小肠，故小便短赤。阴伤热灼，内耗营阴，故舌红而脉细数。

厥阴病证

厥阴病证是指病至厥阴，机体阴阳调节功能发生紊乱所表现出的寒热错杂、厥热胜复的临床证候，为六经病证的较后阶段。

厥阴病的发生：一为直中，系平素厥阴之气不足，风寒外感，直入厥阴；二为传经，少阴病进一步发展传入厥阴；三为转属，即少阳病误治、失治，阳气大伤，病转厥阴。

临床表现

消渴，气上冲心，心中疼热，饥不欲食，食则吐蛔。

证候分析

本证为上热下寒、胃热肠寒证。

上热，多指邪热犯于上焦，此处应包括胃，患者自觉热气上冲于脘部甚至胸部，时感灼痛，此属肝气夹邪热上逆所致。热灼津液，则口渴多饮（消渴）。下寒，多指肠道虚寒，此处亦应包括胃，胃肠虚寒，纳化失职，则不欲食；蛔虫喜温而恶寒，肠寒则蛔动，逆行于胃或胆道，则可见吐蛔。

此证反映了厥阴病寒热错杂的特点。

六经病证的传变

传变是疾病本身发展过程中固有的某些阶段性的表现,也是人体脏腑经络相互关系发生紊乱而依次传递的表现。

一般认为:"传"是指疾病循着一定的趋向发展;"变"是指病情在某些特殊条件下发生性质的转变。六经病证是脏腑、经络病理变化的反映,人体是一个有机的整体,脏腑、经络密切相关,故一经的病变常常会涉及另一经,从而表现为传经、直中、合病、并病四种方式。

传经

病邪从外侵入,逐渐向里传播,由这一经的证候转变为另一经的证候,称为传经。传经与否,取决于体质的强弱、感邪的轻重、治疗的恰当与否三个方面。

传经的一般规律有以下几种。

| 循经传 | 就是按六经次序相传。如太阳病不愈,传入阳明,阳明不愈,传入少阳;三阳不愈,传入三阴,首传太阴,次传少阴,终传厥阴。一说有按太阳→少阳→阳明→太阴→厥阴→少阴相传者。 |

越经传 是不按上述循经次序,隔一经或隔两经相传。如太阳病不愈,不传阳明,而传少阳,或不传阳明、少阳而直传太阴。越经传的原因,多由病邪旺盛,正气不足所致。

表里传 即是相为表里的经相传。如太阳传入少阴,少阳传入厥阴,阳明传入太阴,是邪盛正虚、由实转虚、病情加剧的证候,与越经传含义不同。

以上所述,都属由外传内、由阳转阴。此外,还有一种里邪出表,由阴转阳的阴病转阳证。所谓阴病转阳,就是本为三阴病而转变为三阳证,为正气渐复、病有向愈的征象。

直中

凡病邪初起不从阳经传入,而径中阴经,表现出三阴证候的为直中。

合病

两经或三经同时发病,出现相应的证候,而无先后次第之分。如太阳经证和阳明经证同时出现,称"太阳阳明合病";三阳病同病的为"三阳合病"。

并病

凡一经之病,治不彻底,或一经之证未罢,又见他经证候的,称为并病,无先后次第之分。如少阳病未愈,进一步发展而又涉及阳明,称"少阳阳明并病"。

[卫气营血辨证]

卫气营血辨证，是清代医家叶天士创立的一种论治外感温热病的辨证方法。即将外感温热病发展过程中，不同病理阶段所反映的证候，分为卫分证、气分证、营分证、血分证四类。

当温热病邪侵入人体，一般先起于卫分，邪在卫分郁而不解则传变而入气分，气分病邪不解，以致正气虚弱，津液亏耗，病邪乘虚而入营血，营分有热，动血耗阴，势必累及血分。

卫分证

卫分证是指温热病邪侵犯人体肌表，致使肺卫功能失常所表现的证候。其病变主要累及肺卫。

临床表现

发热，微恶风寒，头痛，口干微渴，舌边尖红，苔薄黄，脉浮数，或有咳嗽、咽喉肿痛。

证候分析

风温之邪犯表，卫气被郁，奋而抗邪，故发热、微恶风寒。邪气上扰清窍，则头痛。邪在肺卫之表，津伤不重，故口干微渴。风温伤肺，故咳嗽、咽喉肿痛。风热上扰，则舌边尖红。风邪在表，故脉浮、苔薄黄，兼热邪则脉数。

气分证

气分证是指温热病邪内入脏腑,正盛邪实,正邪剧争,阳热亢盛的里热证候。为温热邪气由表入里、由浅入深的极盛时期。

临床表现

身壮热,不恶寒,反恶热,舌红苔黄,脉数,常兼口渴、面赤、心烦等症。

邪热壅肺:兼见咳喘、胸痛、咳吐黄稠痰等症。

热扰胸膈:兼见心烦懊憹、坐卧不安等症。

热在肺胃:兼见喘急、自汗、烦闷、渴甚,脉数而苔黄燥等症。

热迫大肠:兼见胸痞、烦渴、泄泻下利、谵语等症。

证候分析

邪热炽盛,充斥内外,正邪剧烈交争,故身壮热,不恶寒反恶热。里热亢盛,热盛血涌,则舌红;热灼津液,则苔黄;热迫血行,气血运行加速,故脉数而有力。里热灼伤津液,故口渴;热邪熏蒸头面,则面赤;热扰心神,故心烦。

热邪壅滞肺络,肺气上逆,则咳喘胸痛;热灼津液成痰,故痰黄稠黏。邪热郁于胸膈,扰乱气机，心神不宁，故见心中烦闷、坐卧难安。肺热壅盛，宣降失常，则喘急；胃热迫津外泄，则自汗；热盛津亏，则渴甚、苔黄燥；热扰胸中气机，则烦闷。阳明热邪下迫大肠，传导亢进，则泄泻；热扰心神，则谵语；热壅气滞，则胸痞；津伤化燥，则烦渴。

营分证

营分证是指温热病邪内陷的深重阶段表现的证候。营行脉中，内通于心，故营分证候以营阴受损、心神被扰的病变为其特点。

临床表现

身热夜甚，心烦不寐，口渴不甚，甚则神昏谵语，或见斑疹隐隐，舌质红绛无苔，脉细数。

证候分析

热入营血，阴分受损，入夜阳气内归于阴，正邪相争加剧，故身热夜甚。热扰心神，则心烦失眠。若内陷心包，蒙蔽神明，则神昏谵语。营分热盛，蒸腾营阴上承于口，故虽觉口干，却不欲多饮。热伤血络，迫血外溢，故见斑疹隐隐。热灼营血，血络受煎，故舌质红绛无苔。营阴亏虚，血行加速，故脉细而数。

血分证

血分证是指温热邪气深入阴分,损伤精血津液的危重阶段所表现出的证候,也是卫气营血病变最后阶段的证候。

【血热妄行证】

血热妄行证是指热入血分,损伤血络而表现的出血证候。

临床表现

在营分证的基础上,更见烦热躁扰,昏狂,谵妄,斑疹透露、色紫或黑,吐衄,便血,尿血,舌质深绛或紫,脉细数。

证候分析

邪热入于血分,较诸热闭营分更重。血热扰心,故躁扰发狂。血分热极,迫血妄行,故见出血诸症。由于热炽甚极,故昏狂、谵妄而斑疹紫黑。血中热炽,故舌质深绛或紫。实热伤阴耗血,故脉见细数。

热入营分和血热妄行两者在斑疹和舌象上的主要区别为:前者热灼于营,斑疹隐隐,舌质红绛,为病尚浅;后者热灼于血,斑疹透紫色或紫黑色,舌深绛或紫。

【血热伤阴证】

血热伤阴证是指血分热盛,阴液耗伤而致阴虚内热的证候。

临床表现

持续低热,暮热朝凉,五心烦热,口干咽燥,神倦耳聋,心烦不寐,舌干少津,脉虚细数。

证候分析

邪热久羁血分,劫灼阴液,阴虚则阳热内扰,故持续低热,暮热朝凉,五心烦热。阴精耗竭,不能上荣清窍,故口干咽燥、舌干少津、耳聋。阴精亏损,神失所养,故神倦。精血不足,故脉虚细;阴虚内热,则见脉数。

卫气营血证的传变

在外感温热病过程中,卫气营血证的传变有顺传和逆传两种形式。

顺传

外感温热病多起于卫分,渐次传入气分、营分、血分,即由浅入深、由表及里,按照卫、气、营、血的次序传变,标志着邪气步步深入,病情逐渐加重。

逆传

即不依上述次序传变,又可分为两种:一为不循经传,如在发病初期不一定出现卫分证候,而直接出现气分、营分或血分证候;二为传变迅速而病情重笃为逆传,如热势弥漫,不但气分、营分有热,而且血分受燔灼出现气营同病,或气血两燔。

[三焦辨证]

三焦辨证，是外感温热病辨证纲领之一，为清代医家吴鞠通所创。它是根据《黄帝内经》关于三焦所属部位的概念，在张仲景六经辨证和叶天士卫气营血辨证的基础上，结合温热病的传变规律特点而总结出来的。

上焦病证

上焦病证是指温热病邪侵袭人体从口鼻而入，自上而下，一开始就出现的肺卫受邪的证候。温邪犯肺以后，它的传变有两种趋势：一种是"顺传"，指病邪由上焦传入中焦而出现中焦足阳明胃经的证候；另一种为"逆传"，即从肺经而传入手厥阴心包经，出现"逆传心包"的证候。

临床表现

微恶风寒，身热自汗，口渴或不渴而咳，午后热甚，脉浮数或两寸独大；邪入心包，则舌謇肢厥、神昏谵语。

证候分析

邪犯上焦，肺合皮毛而主表，故恶风寒。肺病不能化气，气郁则身热。肺气不宣，则见咳嗽。午后属阴，浊阴旺于阴分，故午后热甚。温热之邪在表，故脉浮数。邪在上焦，故两寸独大。温邪逆传心包，舌为心窍，故舌謇；心阳内郁，故肢厥；热迫心伤，神明内乱，故神昏谵语。

中焦病证

中焦病证是指温病自上焦开始，顺传于中焦，表现出的脾胃证候。若邪从燥化，或为无形热盛，或为有形热结，表现出阳明失润、燥热伤阴的证候。若邪从湿化，郁阻脾胃，气机升降不利，则表现出湿热病证。因此，在证候上有胃燥伤阴与脾经湿热的区别。

【胃燥伤阴证】

胃燥伤阴证是指病入中焦，邪从燥化，出现阳明燥热的证候。

临床表现

身热面赤，腹满便秘，口干咽燥，唇裂舌焦，苔黄燥或焦黑，脉象沉涩。

证候分析

阳热上炎，则身热面赤。燥热内盛，热迫津伤，胃失所润，则见腹满便秘、口干咽燥、唇裂舌焦、苔黄燥或焦黑。气机不畅，津液难于输布，故脉沉涩。

脾经湿热证

脾经湿热证是指湿温之邪郁阻太阴脾经而导致的证候。

临床表现

面色淡黄,头重身痛,汗出热不解,身热不扬,小便不利,大便不爽或溏泄,苔黄滑腻,脉细而濡数,或见胸腹等处出现白㾦。

证候分析

太阴湿热,热在湿中,郁蒸于上,则面色淡黄、头重身痛。湿热缠绵,故汗出热不解。湿热困郁,阻滞中焦,脾运不健,气失通畅,故小便不利、大便不爽或溏泄。湿性黏滞,湿热之邪留恋气分不解,郁蒸肌表,则见身热不扬。白㾦透露、苔黄滑腻、脉细而濡数,均为湿热郁蒸之象。

下焦病证

下焦病证是指温热病邪久留不退,劫灼下焦阴精,肝肾受损,而出现的肝肾阴虚证候。

临床表现

身热面赤,手足心热甚于手足背,口干,舌燥,神倦,耳聋,舌红少苔,脉虚数;或手足蠕动甚或痉挛,心中憺憺大动,神倦,脉虚,舌绛苔少，甚或时时欲脱。

证候分析

温病后期，病邪深入下焦，真阴耗损，虚热内扰，则见身热面赤、手足心热甚于手足背、口干、舌燥、舌红少苔、脉虚数等阴虚内热之象。阴精亏损，神失所养，则神倦。阴精不得上荣清窍，则耳聋。肝为刚脏，属风木而主筋，赖肾水以涵养，真阴被灼，水亏木旺，筋失所养而拘挛，则出现手足蠕动甚或痉挛。阴虚水亏，虚风内扰，则心中憺憺大动。至于脉虚、舌绛苔少、甚或时时欲脱，均为阴精耗竭之虚象。

三焦病证的传变

【顺传与逆传】

顺传

温病多从上焦手太阴肺开始，邪气由上焦传入中焦脾胃，再传入下焦肝肾。这一过程标志着病情由浅入深、由轻到重的病理进程。

逆传

病邪从肺卫直接传入手厥阴心包，导致邪陷心包，病情危重。

【三焦病证的阶段性】

上焦病证

多为温病的初期阶段,主要涉及手太阴肺和手厥阴心包,表现为发热、微恶风寒、咳嗽、口渴等症状。

中焦病证

多为温病的中期(极期)阶段,主要涉及足阳明胃和足太阴脾,表现为阳明燥热或太阴湿热。

下焦病证

多为温病的末期阶段,主要涉及足少阴肾和足厥阴肝,表现为肝肾阴虚或湿热下注。

【传变的多样性】

三焦病证的传变并非固定模式,临床上可能出现以下情况:

邪犯上焦,经治疗后痊愈,不发生传变。

初起即见下焦病证,无中上焦病史。

两焦或三焦病证同时出现,或病邪弥漫三焦。

传变过程可能因个体体质、病邪性质及治疗是否恰当等因素而有所不同。

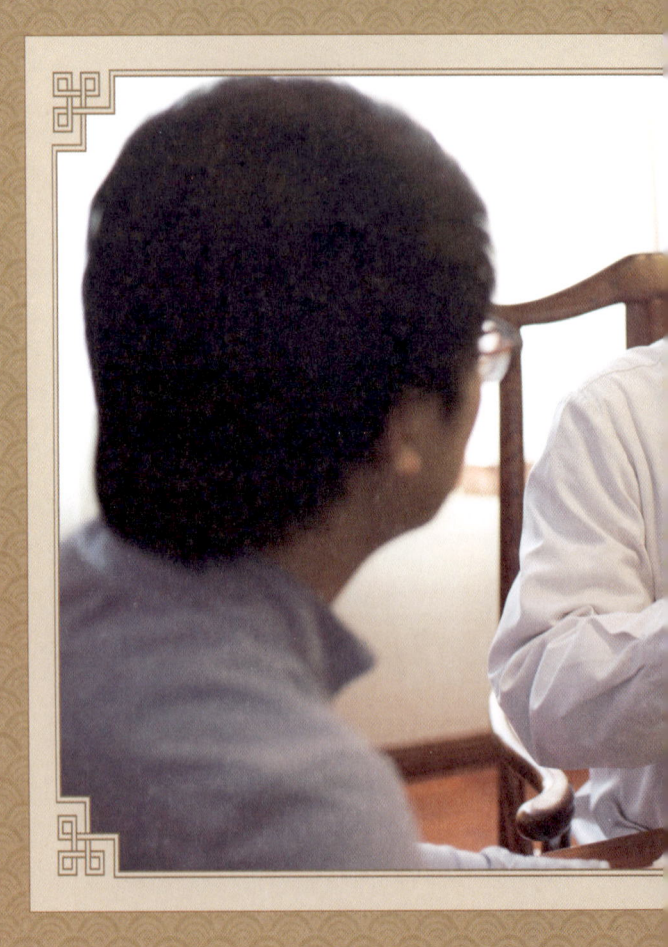

第七章 诊断与病案

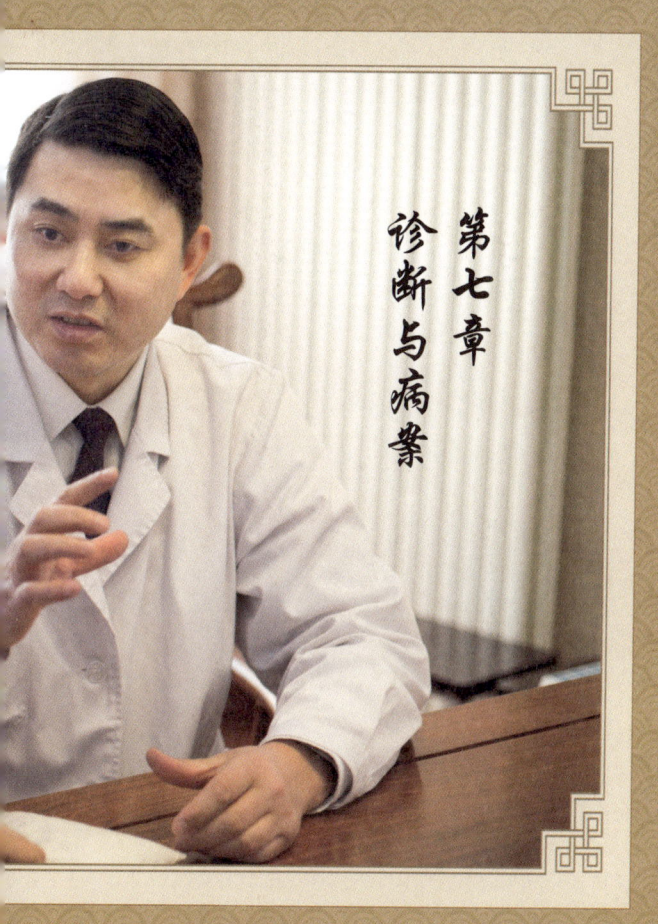

[诊断]

诊断,也称诊病,即在临床上对患者所患疾病给予高度的概括,并给予符合病情、切中病机的恰当病名和证名。诊断包括证候诊断和疾病诊断两部分。

证候诊断

证候诊断又称为辨证,是确定患者所患疾病现阶段的证候名称。辨证论治是中医学的特色,因此证候诊断在疾病诊断中占有重要的地位。

【辨证的方法】

辨证的过程,实际上就是在整体观的指导下以阴阳五行、脏腑、经络、病因病机等基本理论为依据,对四诊所搜集到的病史、症状和环境因素等临床资料,进行综合分析,辨明其内在联系和各种病证间的相互关系,从而求得对疾病本质的认识,对疾病证候作出恰当的判断。

一般在证候诊断时,可分七个步骤进行。

追问病史	一般疾病,都有感受冷热、饮食不节、情志受伤等病史,应根据情况首先询问。
审证求因	应根据症状特点、性质等探求其发生的原因。如"诸躁狂越,皆属于火""诸暴强直,皆属

于风"。应当指出的是,辨证的原因,不一定是指引起疾病发生的原始致病因素,更重要的是指引起疾病现阶段表现的原因。

确定病位	病位是指病变所在的部位,一般用表里、脏腑、经脉、气血、营卫、阴阳等表示。外感病多用表里、六经、卫气营血、三焦和脏腑等表示,杂病多用脏腑、经脉、气血、阴阳等表示。病变的主要部位可以是一个,也可以是两个。
审察病机	病因侵及一定的部位,则有一定的病机,根据脉症的变化可审察明确病机的变化。
分清病性	在明确病机的同时,要知病情之所属。主要根据八纲辨证,辨别疾病的寒热、虚实等病性。如口渴喜冷饮、尿赤便结、烦躁脉数为热;口淡不渴或喜热饮、尿清便溏、脉迟为寒。
详析病势	病势即病机转变发展的趋势。判断病势,主要根据脉症的变化进行分析。如阳证脉势减缓,表示邪气渐退,为病将愈。
确定证名	证候的命名,一般以病因、病位、病机三者综合最佳,如脾虚湿滞、肺热痰壅等。由于证候诊断与疾病诊断常同时进行,所以,证名和病名也常同时确定。

辨证的要点

四诊详细而准确，是辨证的基础

根据四诊合参的原则，辨证不能只凭一个症状或一个脉象，仓促诊断，必须把望、闻、问、切四方面的证候结合起来，作为辨证的依据，以免出现偏差或造成误诊。

四诊已运用了，还要注意每一诊是否做到详细准确并无遗漏，否则四诊虽具而不完备，辨证的基础仍不牢固。

四诊的准确性，直接影响辨证的准确与否。疾病千变万化，表现各种各样，临床上有患者叙述不全，或由于神志的影响，讲不清楚或隐瞒或夸大病情的情况，医生应仔细分析，力争准确，保证辨证无误。同时，还要求医生客观地进行四诊，不能以主观臆测和疑似模糊的印象作为根据。

围绕主要症状进行辨证

辨证要善于掌握主症。所谓主症，可能是一个症状，或是几个症状，这一个症状或几个症状是疾病的中心环节。抓住主症，然后以主症为中心，结合他症、脉、舌等，便能准确地鉴别病因，辨清证候。

如患者身肿而气喘，同时兼有其他症状，首先要求从肿和喘的先后来判别主症。假如先肿而后喘，则肿为主症，然后抓住水肿这个主症，围绕主症诊察其他兼症，从而辨别病位以肺、脾、肾哪一脏为主及水肿的寒热虚实。

如果兼有面色㿠白、舌苔白润、小便短少、大便溏泻、腹胀不思饮食、时吐涎沫、四肢无力、倦怠、脉象濡缓等一系列症状，经过辨证分析可确定主要是脾的证候，肺的证候居于次要地位。因此可以诊断本病是脾阳不振，运化失司，故聚水而成肿，水气上犯而为喘。由此可见，掌握主症并围绕主症进行辨证是很重要的一环。

从病变发展过程中辨证

疾病，是一个不断变化的过程。虽是同一种病，根据个体和条件的不同，而有不同的变化。就是同一个人，他的病情也会因时而变，因治而变。

例如，伤寒患者初起的表实证，因误治而后出现表虚证或其他变证；温病也是如此，今天病在气分，明天可能已入营或入血，或仍相持于气分，或热退病解。这就要求医者必须从疾病变化中去辨别证候，细察起病原因、治疗经过及效果，审察目前的病机，推断发展的趋势，只有把疾病看成动态的而不是静态的过程，才能在辨证中准确无误。病证未变，则辨证的结果不变；病证已变，则辨证的结果自然随之而改变。

个别的症状，有时是辨证的关键

就一般的辨证规律而言，由四诊所得的症状和各种检查所得，相加起来是一个整体，个别症状是全部症状的一个单位，在个人整体中的各种指征都比较统一，它们是相补充的关系。但是也有一些患者个别症状与全部症状不统一，有时互相抵触。因而似乎不能得出一致的辨证结果。这时可以按照八纲辨证的方法，在复杂的病证中，根据个别能够真正反映整个病机的症或脉或舌，而断然给予辨证的结论，但这决定性的一症、一脉或一舌，不能离开全部证候来孤立地下判断。

因此，辨证不仅可按正常现象下判断，也可透过反常的证候下结论；但在反常的证候中，必须求得足以真正指示疾病之本质的症、舌、脉，诊断才能正确。

【 辨证的综合运用 】

八纲与其他辨证方法在辨证时应综合运用。八纲是辨证的总纲，又是辨证论治的理论核心，是其他辨证方法的基础和指针。

六淫与疫疠辨证、六经辨证、卫气营血辨证和三焦辨证，适用于外感病的辨证；气血津液辨证、经络辨证、脏腑辨证和病因辨证则适用于杂病的辨证。至于临床运用，应根据具体情况灵活掌握。例如，杂病辨证可以脏腑辨证为中心，若气血津液证突出者，则与气血津液辨证相结合，若与十二经脉所过部位症状有关者，则与经络辨证相结合。因辨证求因是辨证施治的原则之一，所以又必须与病因辨证相结合。

疾病诊断

疾病诊断也叫病名诊断，简称为辨病。所谓疾病诊断，是根据各种疾病的临床特点，对患者作出相应的诊断，确定所患病种的名称。不论外感病还是内伤病，都有其各自发生、发展、传变转归等内在规律，所以辨别疾病的不同，对于掌握其特殊的本质与发展规律，以及了解各阶段的证候特点，是十分必要的。如泄泻与痢疾、肺痿与肺痈，临症不能不详辨。

【疾病诊断的定名】

中医对疾病的命名，种类很多，比较复杂，在临床上应根据常用的病名下诊断，不要随意杜撰，病名的具体规范见临床各科。

【疾病诊断的依据】

每种疾病都有自己的临床特点,一般根据其病史和临床表现的特点,即可作出相应的病名诊断。如痢疾一病,以下利赤白、里急后重等为临床主要特征,全身症状或有或无,由饮食不洁引起,好发于夏、秋季节,病程较急。符合上述特点,即可作出痢疾的诊断。如不具备上述全部特点或发病季节不同,或病程较长,在作痢疾诊断时应当慎重。

【疾病的鉴别诊断】

某些疾病容易混淆,应注意鉴别。如癫、狂、痫虽同是神志异常的疾病,但各有其症状特点,临床可根据其特点、病因、病机等详加辨别。癫病者以沉默痴呆、语无伦次、静而多喜为特征,狂病者以躁妄打骂、喧扰不宁、动而多怒为特征,痫病者以猝然昏倒、不省人事、四肢抽搐、口吐涎沫、口中如作猪羊叫声为特征。

辨病与辨证的关系

证和病两者有密切的关系。但严格说来,证和病的概念不同,证是证候,是指疾病发展阶段中的病因、病位、病性、病机、病势及邪正斗争强弱等方面情况的病理概括。而病则是人体在一定条件下，由致病因素引起的一种以正邪相争为基本形式的病理过程。一个病可以有不同的证，同样，相同的证亦可见于不同的病，所以有"同病异证""异病同证"的说法。如感冒，其证有风寒证和风热证的不同，须用不同的治法；再如头痛与眩晕虽属两病但均可出现血虚证候。因此，既要辨证，又要辨病。

辨证既包括四诊检查所得，又包括内外致病因素及病位，要全面而又具体地判断疾病在一定阶段的特殊性质和主要矛盾。而辨病则是按照辨证所得，与多种相类似的疾病进行鉴别，同时进一步指导辨证，最后把那些类似的疾病一一排除，得出疾病的结论。

[病案]

　　病案,古称"诊籍""脉案"和"医案",近又发展成"病历",是医生诊治疾病经过的实录。它要求把患者的详细病情、既往病史和家族病史,以及诊断治疗过程、病的结果等都一一如实记录下来。它不仅是复诊和转诊或病案讨论的资料,也是疾病统计和临床研究的重要资料。另外,在发生法律纠纷时,还能作为原始记录,为法律提供重要依据。

　　准确、系统、全面,是书写病案的基本要求。准确地记录患者的异常感觉和表现,系统地记录疾病的经过,全面记载患者的临床资料和医生诊治过程,保证了病案的真实性和可靠性,使它具有科学价值。这样的病案,能在医疗、教学、科研中发挥重要作用。所以,正确书写病案,是医生必须掌握的基本技能。

中医病案的沿革

　　我国古代医家很早就对临床诊疗作了如实的记录。《史记·扁鹊仓公列传》记载了西汉名医淳于意治疗的 25 个病案,是我国现存最早的病案。

　　宋代已有医案专著问世,许叔微的《伤寒

九十论》是我国第一部病案专著。明清时期，收集和研究病案的工作被重视，有不少医案名著至今仍被人们借鉴。如明代薛己的《薛氏医案》、汪机的《石山医案》、清代叶天士的《临证指南医案》等。尤其是明代江瓘编纂的《名医类案》和清代魏之琇的《续名医类案》两书，收集医案八千余个，并加以分类评注，影响很大。这一时期也注意到对病案格式的研究，韩懋、李梴、吴昆、喻昌等人都提出自己的病案格式，其中以喻昌的"议病式"影响最大。

近代何廉臣的《全国名医验案类编》、秦伯未的《清代名医医案精华》等具有新的特色，文字通俗，内容完整。

虽然前人在病案格式的研究上作出了努力，但由于历史条件的限制，中医病案的格式仍未能做到统一，只有在今天，中医病案格式才能做到统一和规范。

中医病案的内容与
要求、书写的注意事项

内容

病案的主要内容，应以四诊、辨证、立法、处方等为重点。

四诊	应如实记录四诊资料，按辨证的要求分清主次，有系统、有重点、扼要地填写，避免主次不分或重复、遗漏。
辨证	必须把四诊的记述，加以综合研究，找出病因、病机、脏腑经络、阴阳虚实及其可能的变化等，从而阐述疾病的病理本质。务求明确、中肯、详尽，避免粗略草率，或理论空泛与实际脱节。
立法	是根据辨证而来，根据辨证提出治疗法则。立法必须与辨证紧紧相扣。如患者为痹疾，属虚寒痹，则立法应是温中散寒、健脾化湿。若除了主病，还有兼症，更应按辨证的标本先后缓急而立法。务使立法与辨证，<u>丝丝入扣而不相矛盾</u>，也不能有所遗漏。
处方	应根据立法而定处方，处方包括各种治疗方法，如药物、针灸、按摩等。既可用成方加减，也可以自己化裁、制订新方。不论古方、今方，必须在辨证立法的指导下，精确处方用药。

除以上四个主要方面外，患者的一般情况、辅助检查、医嘱、医生签名、日期及其他有关情况，都应详细准确地记录。

要求

书写病案必须严肃认真、实事求是、准确、

及时,住院病案要求在入院的24小时内完成,门诊病案要求当时完成。

症状描写要详细,一般要求使用中医名词术语,体现整体观念和辨证论治的理论。

病案内容要求完整、精炼、重点突出、条理清晰,注意前后病情演变的连贯性和系统性。

文字要通顺、简洁,不能涂改、剪贴、挖补。

最后要签全名,以示负责。

中医病案书写的注意事项

要签全名,不得马虎,以示负责,以便查询。若由实习医师书写的病历,则应签上实习医师和指导医师的全名。

要详细明确地写清采用何种治疗方法及其具体情况。若采用按摩、针灸、手术等疗法,则应写明疗程、部位、手法及操作时间等。如果采用药物治疗,也应写明治法、方剂名称、药物及剂量、剂型及服法等。

结合西医诊断学的内容,作视、触、叩、听检查,主要记录阳性体征或有鉴别意义的阳性体征。

书写病案完毕,要注明年、月、日或时(公历)。

中医病案的书写格式

门诊病案

由于门诊患者较多,诊病的时间较短,因此门诊病案书写一般不要求过于详尽。但病历的主要内容必须具备,其格式简述如下:

> 姓名、性别
> 年龄、职业
> 工作单位、就诊时间
> 问诊:
> 主诉:
> 病史:
> 望诊、闻诊、切诊:
> 辨证分析:
> 诊断(病名后的括号内写证型):
> 治法:
> 方药(方名、药味及剂量):
> 医嘱:
> 医师(签全名):
> 年、月、日

住院病案

住院号
姓名、性别
年龄、婚否
民族、籍贯
职业、工作单位
家庭住址、入院日期
病史陈述者、病史采集时间
电话号码
问诊：
望诊：
闻诊：
切诊：
专科应有的检查（如外科、五官科等检查）：
辅助检查：
四诊摘要：
辨证分析：
诊断：
    中医病名（证型）：
    西医病名：
治疗计划：
实习医师（签全名）：
住院医师（签全名）：
主治医师（签全名）：
年、月、日

附 录

中华人民共和国国家标准——中医临床诊疗术语 第 2 部分：证候（部分内容）

虚证

与实证相对。泛指因正气不足，人体气血津精阴阳虚损而引起气血、阴阳、脏腑、经络功能衰退等相应征象为特征的一类证候。

注：包括阴虚、阳虚、气虚、血虚及脏腑经络等虚证。

1. 虚寒证：因禀质阳气不足，或脏腑内伤久病，或误治伤损阳气所致。临床以四肢不温，喜暖畏冷，面色淡白或㿠白，舌质淡，舌苔白，脉沉迟或沉细无力，可伴见反复感冒，咳嗽，眩晕，耳鸣，心悸，健忘，大便溏薄，小便清长或夜尿频等为特征的证候。

同义词：里虚寒证；脏腑虚寒证；脏腑虚冷证。

2. 虚热证：因邪盛伤正，或气血阴液不足，虚热内生所致。临床以低热或潮热，自汗或盗汗，唇红、颧赤，舌质红，脉虚或细数无力，可伴见心烦，失眠，口燥、咽干，渴喜热饮，神倦、乏力，大便干结等脏腑虚热征象为特征的证候。

3. 表里俱虚证：因禀赋体弱，易感外邪，或误治伤及正气，或大病、创伤后脏腑气血虚损等所致。临床以发热、汗出、恶风，舌质淡，脉浮细或虚大无力，可伴见少气、懒言，头晕，心悸，倦怠乏力，食少、纳呆，大便溏薄，小便清长等为特征的证候。

4. 真虚假实证：因老年或体弱久病，正气虚衰之极而气机壅滞、脏腑功能失调所致。临床以腹胀、腹痛而喜按、喜温，或按之痛减，潮热、面赤而畏寒、不渴，或渴喜热饮，大便秘结而质软不硬，舌质胖嫩而淡润，脉浮大而按之无力等为特征的证候。

实证

与虚证相对。泛指外邪侵袭人体，或因情志、食积、痰饮、水湿、瘀血等引起气血、阴阳、脏腑、经络功能亢进，邪气壅滞或炽盛等相应征象为特征的一类证候。

1. 表里俱实证：因风寒暑湿或温热邪毒外袭，表邪未解而内有宿食积滞或痰饮、瘀血、脏腑郁热等，邪正相搏所致。临床以发热、恶寒，无汗，头项强痛，舌苔厚而干燥，脉滑数或弦数，伴见腹胀、便秘，尿黄，烦躁，甚或惊厥谵狂等为特征的证候。

2. 真实假虚证：因热结胃肠，或痰食、湿热、瘀血等邪实结于内，郁闭气血，不能透达于外所致。临床以神情默默，困倦、懒言，形寒、肢冷，脉沉伏或迟涩等的同时，伴见声高、气粗，大便秘结，舌质老或红绛，舌苔厚腻或焦黄，脉虽沉伏或迟涩，却应指有力等为特征的证候。

虚实夹杂证（虚实错杂证）

泛指因邪正相争，导致邪盛与正虚征象同时并存的一类证候。

1. 虚中夹实证：泛指因正邪相争，正虚与邪盛征象同时并见，更偏重于虚损为特征的一类证候。

2. 实中夹虚证：泛指因正邪相争，邪实与正虚征象同时并见，更偏重于邪实为特征的一类证候。

3. 上虚下实证：泛指因正气虚于上、邪气实于下，以上虚与下实征象同时并现为特征的一类证候。

4. 上实下虚证：泛指因邪气盛于上，正气虚于下所致，以肝肾亏虚及气血痰热上壅等征象同时并现为特征的一类证候。

同义词：上盛下虚证。

脏腑官窍证候类术语

1. 心系证类

①心气虚证：因心气亏虚，心神失主，鼓动无力

所致。临床以神思恍惚，心悸、惊惕，如人将捕之，自汗，甚则时出冷汗，舌质淡，脉虚弱或结代，伴见神疲、乏力，胸闷、气短，动辄尤甚等为特征的证候。

同义词：心气亏虚证；心气虚弱证。

②心气虚血瘀证：因心气虚弱，运血无力，心脉瘀阻所致。临床以心悸，胸闷刺痛，气短，神疲、乏力，面色暗淡，舌质淡紫，脉弱细涩等为特征的证候。

③心气血两虚证：因气血两虚，心与心神失养所致。临床以心悸、怔忡，眩晕、气短，倦怠、嗜卧，健忘，多梦，面色苍白，舌质淡，脉细弱，或伴见神思恍惚，神情呆滞，失认失算等为特征的证候。

④心气阴两虚证：因气阴两虚，心与心神失养所致。临床以头晕、心悸，神疲、气短，多梦、易惊，颧红、口干，五心烦热，自汗、盗汗，舌质偏红，舌苔少，脉细弱或数等为特征的证候。

⑤心阳虚证：因心阳不振，温运失职所致。临床以心悸，甚则怔忡不已，心胸憋闷，形寒、肢冷，面色淡白，自汗，动辄尤甚，唇舌紫绀，舌质淡，舌苔白，脉弱或结代，可伴见气短、乏力，下肢浮肿等为特征的证候。

同义词：心阳气虚证；心阳亏虚证。

⑥心阳虚血瘀证：因心阳虚衰，运血无力，心脉

瘀阻所致。临床以心悸、怔忡，心胸憋闷、刺痛，固定不移，面色淡或黯，舌质淡紫，或有瘀斑，脉弱而涩，或结或代，伴见畏冷，肢凉等为特征的证候。

⑦心血瘀阻证：因血行不畅，瘀血阻滞心脉所致。临床以心痹胸痛或刺痛，痛引胸背、臂内，舌质紫暗，或有瘀点、瘀斑，舌苔薄白，脉细涩或结代，伴见心悸、怔忡，心中憺憺大动等为特征的证候。
同义词：心血瘀痹证；心脉瘀阻证；心脉痹阻证。
⑧痰阻心脉证：因痰浊凝聚，痹阻心脉，血行不畅所致。临床以心胸憋闷，动辄心痛，心悸、心忪，体胖、多痰，身体困重，面色暗，舌质淡紫，舌苔腻或滑，脉滑或迟缓等为特征的证候。

2. 肺系证类

①肺气虚证：因禀质气虚，或久病虚损，肺功能减退所致。临床以咳嗽无力，气短而喘，动辄尤甚，咯痰清稀，语声低微，面白、自汗，舌质淡，舌苔白，脉弱，或伴见神疲、乏力，畏风、怯冷等为特征的证候。
同义词：肺气亏虚证。
②肺气阴两虚证：因肺气虚弱，阴液亏虚所致。临床以干咳无力，气短而喘，咽喉干燥，声音哑哑，五心烦热，舌质淡红，舌苔少津，脉细无力等为特征的证候。

③肺阳虚证：因秉质阳虚，或久病伤及阳气，肺阳亏虚所致。临床以咳嗽或喘，咳唾痰白、清稀，遇冷加重或反复，胸闷、背寒、神疲、气短、息微，或面目浮肿，小便不利，舌质淡胖，舌苔白滑，脉沉弱或弦缓，伴见畏冷、肢凉，面色㿠白，口不渴等为特征的证候。

同义词：肺阳亏虚证；肺虚寒证。

④肺阴虚证：因痨虫蚀肺，耗损阴津，或虚劳内伤，肺阴亏虚所致。临床以干咳、痰少，痰不易咯出，或痰中带血，咽干、声嘶，舌质红，舌苔少津，脉细数，伴见低热、盗汗，五心烦热，颧红等为特征的证候。

同义词：肺阴亏虚证；肺虚热证。

⑤肺卫气虚证：因肺气虚弱，卫表不固所致。临床以反复感冒，容易疲劳，动辄汗出，气短、乏力，恶风，迎风嚏喷，涕泪俱下，舌质淡，舌苔白，脉虚无力，或伴见咳嗽，鼻塞等为特征的证候。

同义词：肺虚表疏证；肺卫不固证。

⑥肺燥阴虚证：因阴液亏虚，肺燥失润所致。临床以午后潮热，干咳、痰少，喉痒、鼻燥、少涕，咽干、烦渴，消瘦，舌质红，舌苔少，脉细数，伴见盗汗浸衣，心烦、失眠等为特征的证候。

同义词：阴虚肺燥证。

⑦肺热炽盛：因邪热壅盛或化火，壅积于肺所致。临床以壮热、恶热，汗出不解，烦渴欲饮，

大便秘结，咳喘气粗，咳痰黄稠，甚则咯血，胸膺胀痛或灼痛，鼻翼煽张，舌质红，舌苔黄燥或焦黄，脉滑数或洪数有力等为特征的证候。

同义词：肺实热证；肺热亢盛证；肺热壅盛证；肺火证。

⑧肺热阴虚证：因肺热炽盛，伤损阴津所致。临床以干咳、痰少或无，或痰黄，或咯痰带血，气急或促，胸闷或痛，口干、少津，大便秘结，舌质红，舌苔黄燥或花剥，脉细数，可伴见午后低热，手足心热，面色潮红，盗汗，消瘦，尿黄等为特征的证候。

同义词：阴虚肺热证。

⑨风热犯肺证：因风热侵袭肺卫，肺失清肃所致。临床以咳嗽，气促，咳声重浊或音哑，咯痰不爽，痰黏或黄，咽痛，口渴，鼻流浊涕，舌质红，舌苔薄黄，脉浮数或浮滑，伴见发热、恶风，头痛等为特征的证候。

⑩痰热闭肺证：因痰热壅盛，郁闭肺气，甚则邪陷心肝所致。临床以壮热，咳嗽、痰鸣，气粗而喘，鼻翼煽动，胸闷胀痛，口唇绀紫，烦躁，甚则昏谵、痉厥，舌质红绛，舌苔焦黄，脉滑数或细数，指纹紫暗等为特征的证候。

同义词：痰热郁肺证。

⑪痰湿蕴肺证：因脾湿生痰，内蕴于肺，肺失宣降所致。临床以久咳不已，咳声重浊，痰多色白，

痰呈泡沫、黏稠，夹有脓痰、血痰，体位改变咯痰尤甚，痰出咳缓，舌质淡，舌苔白腻，脉濡滑，伴见胸闷，脘腹胀满，纳差等为特征的证候。

同义词：痰湿壅肺证。

⑫瘀痰阻肺证：因烟雾或吸入粉尘，浊痰瘀结，蕴阻于肺所致。临床以咳嗽、痰多，咯痰黏滞成块，或痰中夹血，胸闷、气促，胸膺刺痛，或局部隆起，按压痛甚，舌质淡紫或暗，舌苔垢腻，脉弦滑或涩等为特征的证候。

同义词：瘀痰阻肺证。

3. 脾系证类

①脾气虚证：因脾气不足，脾失健运所致。临床以食少、腹胀，食后尤甚，大便溏薄，肢体倦怠，少气懒言，面色萎黄，舌质淡，舌苔白，脉缓弱，可伴见浮肿，消瘦等为特征的证候。

同义词：脾气亏虚证。

②脾气下陷证：因脾气虚弱，中气下陷所致。临床以胃脘坠胀，食后加重，或肛门重坠，便意频数，或久泄脱肛，小便频数，甚或失禁，或子宫下垂，崩漏，胎漏，舌质淡，舌苔白，脉缓弱，伴见食少、便溏，消瘦、乏力，头晕、目眩等为特征的证候。

同义词：脾虚气陷证。

③脾虚不固证：因脾气虚弱，中气下陷，肠道失固所致。临床以久泄不止，甚则大便失禁，脱肛，

气短、气坠，食少、腹胀，舌质淡，脉弱等为特征的证候。

同义词：脾气不固证。

④脾不统血证：因脾气虚弱，不能统摄血行所致。临床以各种慢性出血，或紫癜，或月经淋漓、量多、先期，崩漏，舌质淡，脉弱，伴见神疲、乏力，食少、腹胀，便溏等为特征的证候。

同义词：脾不摄血证。

⑤脾阳虚证：因脾阳亏虚，阴寒内生，运化失职所致。临床以食少、腹胀，脐腹疼痛，喜温、喜按，大便稀溏，畏冷、肢凉，或肢体困重，或下肢浮肿，小便不利，或白带量多、质稀，舌质淡胖，舌苔白润，脉虚缓或沉迟无力等为特征的证候。

同义词：脾阳亏虚证；脾虚寒证。

⑥脾阳虚水泛证：因脾阳虚衰，温化失职，水液内停或泛溢所致。临床以形体浮肿，或腹大如鼓，舌质淡胖，舌苔白滑，脉濡或迟缓无力，伴见形寒、畏冷，四肢不温，食少、腹胀，大便稀溏，面色㿠白等为特征的证候。

同义词：脾阳虚水停证。

⑦脾虚湿困证：因饮食、劳倦或思虑过度伤脾，或年老体弱，久病虚损，脾运化水湿功能失常所致。临床以脘腹痞胀或痛，泛恶欲吐，食少、纳呆，头身困重，倦怠乏力，肢体浮肿，大便稀溏或泄泻，小便短少，舌质淡胖、边有齿痕，舌苔白润或腻，

脉濡缓,可伴见水肿,腹水,带下清稀、量多等为特征的证候。

同义词:脾虚湿盛证;脾虚湿滞证。

⑧脾虚食积证:因脾虚失运,食积胃肠所致。临床以平素食少,容易腹胀,或食后脘痞,甚则脘腹胀痛,嗳腐、吐酸,腹泻不爽,大便腐臭,舌质淡,舌苔薄腻或腐,脉虚缓或弦滑,伴见面色萎黄,神疲、乏力,少气、懒言等为特征的证候。

同义词:脾虚夹食证。

4. 肝系证类

①肝阴虚证:因邪伤阴分,或脏腑虚损,阴液生成不足,肝失濡养,虚热内生所致。临床以眩晕,目涩,视物昏花,耳鸣如蝉,失眠、多梦,甚则时或晕仆,筋惕肉瞤,胁肋隐痛,舌质红,舌苔少,脉弦细或数,伴见五心烦热,两颧潮红,口苦、咽干等为特征的证候。

同义词:肝阴亏虚证。

②肝血虚证:因禀质血虚,或肝藏血失职,血液亏虚,肝失濡养所致。临床以头晕、眼花,甚则动辄晕仆,夜寐不安,梦多纷扰,肢体麻木,或视力减退,夜盲,或月经后期,量少、色淡,经闭不行,舌质淡白,脉细无力,伴见面色苍白,睑内、爪甲色淡等为特征的证候。

同义词:肝血亏虚证。

③肝气虚证：因秉质气虚，或久病伤肝，肝气虚损，升发无力，疏泄不及所致。临床以胁肋痞闷或坠胀，精神忧郁，情绪低沉，畏惧、胆怯，如人将捕，眩晕，肌肤不仁，四肢麻木、痉挛甚或痿弱，或视物昏花，黑矇、视歧或幻视，舌质淡白，脉虚弦或弱，伴见懈怠、乏力，懒言、声低，面色青黄等为特征的证候。

同义词：肝气亏虚证。

④肝郁气滞证：因七情内伤，肝气郁滞所致。临床以情绪低落，闷闷不乐，胸胁或脘腹闷胀，得太息则舒，食欲不振，舌质淡红，舌苔薄白，脉弦等属肝气郁结证之轻者为特征的证候。

同义词：肝郁不舒证；肝气郁滞证。

⑤肝郁血虚证：因血液亏虚，肝气郁滞所致。临床以情志抑郁，头晕、眼花，胸胁胀满，夜难入睡，或多梦、易惊，健忘，面色苍白，舌质淡红或暗，舌苔薄白，脉弦细等为特征的证候。

同义词：血虚肝郁证。

⑥肝郁血瘀证：因肝气郁结，血瘀于肝所致。临床以两胁胀痛或刺痛，可触及胁下或少腹肿块，面色黧，舌质暗淡，或有瘀点、瘀斑，脉弦涩，伴见情志抑郁、烦闷，大便不畅，或时溏时秘等为特征的证候。

同义词：肝瘀气滞证；肝血瘀滞证。

⑦肝火上炎证：因肝火炽盛，气火上犯清窍，壅

滞脉络所致。临床以发热、口渴、口苦、烦躁、失眠、头痛、面赤,或目赤、肿痛,或耳暴鸣、暴聋,或吐血、衄血,舌质红,舌苔黄,脉弦数等为特征的证候。

同义词:肝火上扰证;肝热上扰证;肝火上扰清窍证。

⑧肝经火旺证:因火热炽盛,壅阻肝经所致。临床以胁肋灼痛,口苦,咽干,急躁、易怒,目赤肿痛,或颞侧头痛,牵引口角,或头面烘热、潮红,或成簇疱疹、剧烈疼痛,舌质红,舌苔黄,脉弦数等为特征的证候。

同义词:肝经热盛证;肝经火盛证。

⑨肝经湿热证:因湿热邪毒蕴结于肝,循经下注所致。临床以阴部潮湿、瘙痒,或生疮、溃疡、溢脓,阴器肿痛,或带下量多,黄稠、秽臭,或黄白相兼,白如豆渣、凝乳,或如脓似血,舌质红,舌苔黄腻,脉滑数,或伴见胁肋胀痛,耳胀痛、溢脓等为特征的证候。

同义词:肝经湿毒证。

⑩肝风内动证:泛指因肝阳化风,或热极动风,或肝阳风痰上扰等所引起的一类证候。

同义词:肝风证。

⑪胆郁痰扰证:因痰浊内扰,胆郁失疏所致。临床以胸胁胀闷,眩晕、泛恶,呕吐痰涎、苦汁,善太息,舌苔白腻或厚,脉弦缓,伴见胆怯,易

243

惊恐、少寐、多梦等为特征的证候。

5. 肾系证类

①肾气虚证：因先天不足，肾气未充，或年高肾虚，久病伤肾所致。临床以腰膝酸软，眩晕，耳鸣、耳聋，健忘，动辄气促，神疲、乏力，面色淡白，四肢欠温，小便清长，夜尿增多，舌质淡或胖，舌苔白，脉细或弱，尺部无力，或伴见小便频数，余沥不尽，甚则遗尿，或性欲衰减，滑精、早泄，或月经淋漓，闭经，滑胎等为特征的证候。

同义词：肾气亏虚证。

②肾虚不固证：因肾气亏虚，摄纳无权所致。临床以小便频数而清，余溺不尽，或遗尿，二便失禁，或遗精、早泄，或月经淋漓不尽，胎动易滑，或动辄喘促，气不相续，耳鸣、耳聋，腰膝酸软，舌质淡，舌苔白，脉弱等为特征的证候。

同义词：肾气不固证；肾失摄纳证；肾气不摄证。

③肾虚水泛证：因肾气或肾阳亏虚，气化无权，水湿泛滥所致。临床以全身浮肿，下肢按之凹陷，尿少，耳鸣，腰膝酸软，面色淡白或㿠白，舌质淡，舌苔白，脉缓弱或迟等为特征的证候。

同义词：肾虚水停证。

④肾阴虚证：因先天禀赋不足，或房劳多产、久病大病损伤肾阴，或虚热内扰所致。临床以五心烦热，腰膝酸软或痛，眩晕，耳鸣，齿松，发脱，

遗精，月经后期，量少红稠，甚则经闭，舌质红，舌苔少，脉细数，或伴见潮热，颧红，盗汗等为特征的证候。

同义词：阴虚肾亏证；肾阴亏虚证；肾阴虚热证；肾阴虚损证。

⑤肾精亏虚证：因先天不足，精髓不充，或后天失养，肾虚精亏所致。临床以生长发育迟缓，腰酸、骨痿，动作迟缓，或骨折难以愈合，早衰，健忘，或愚笨、痴呆，舌质淡，脉细弱，尺部无力，伴见头晕、眼花、耳鸣、耳聋，毛发稀疏，齿浮松动等为特征的证候。

同义词：肾精不足证；肾精亏损证；肾虚精亏证；肾精亏耗证。

⑥肾阴阳两虚证：因体虚久病，阴虚及阳，或阳损及阴，肾阴肾阳俱虚所致。临床以畏冷、肢凉，五心烦热，眩晕、耳鸣，腰膝酸软，遗精、早泄，梦交、滑泄，经少、难孕，舌质暗淡，舌苔光润，脉细或弱，尺部无力等为特征的证候。

⑦膀胱湿热证：因湿热侵袭，蕴结膀胱所致。临床以小便急迫、频数、涩痛、灼痛，小便黄赤或浑浊，舌质红，舌苔黄腻，脉滑数，或伴见发热，口渴，尿血或砂石等为特征的证候。

⑧膀胱蓄水证：因膀胱气化障碍，水蓄膀胱所致。临床以小腹膨大、胀满或急痛，小便不利，舌苔白滑，脉沉弦或紧等为特征的证候。

⑨膀胱蓄血证：因腹部外伤，或邪热内侵，血蓄膀胱所致。临床以小腹憋胀，小便刺痛、不畅或中断，血尿或尿中血丝、血块，舌质紫或有瘀点，脉弦涩等为特征的证候。

同义词：膀胱血瘀证。